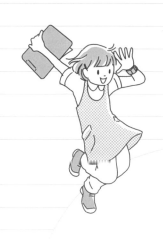

看護学生の
勉強と生活
まるごとナビ

自律的に過ごすための 23のレッスン

執筆代表
片野裕美
日本看護学校協議会共済会理事

執筆
森川春美・岩﨑直美・竹内歩・福崎敬子・三浦雪春
東京警察病院看護専門学校

日本看護協会出版会

■執筆代表

日本看護学校協議会共済会理事

片野裕美

Lesson 1，2，3，4，6，9，11，15

コラム：「社会人基礎力」とは／看護師と医師との関係

■執筆

東京警察病院看護専門学校

森川春美

Lesson 7，12，13

コラム：先輩学生からのエール

岩﨑直美

Lesson 3，10，18

コラム：SNS との付き合い方／看護学生のメンタルヘルスケア

竹内歩

Lesson 5，14，17，19

福崎敬子

Lesson 16，20，21

コラム：社会人経験のある学生のみなさんへ

三浦雪春

Lesson 8，22，23

コラム：学生生活を乗り切るためのちょっとしたアドバイス

ご案内

・本書は、看護専門学校／看護大学への入学を考えている方、また、入学後の学生が主に使用することを想定して編集しています。

・本書では、看護学を学ぶ教育機関を総称して「看護学校」と記載しますが、ここには看護専門学校／看護大学等を含みます。

はじめに

　看護師の活躍をメディアで目にする機会が増えています。新型コロナウイルスの感染拡大に対応する医療の現場で、災害直後から中長期にわたる被災地で、世界の紛争地でと、さまざまな状況下に医療チームが存在し、そこには看護師の姿があります。

　医師は人々に治療を施しますが、たとえ治療が不可能な状態だとしても、看護師は傷病者にまなざしを向け、その人の命と心に寄り添っています。どんな場所であろうとも、国籍に違いがあろうとも、揺るぎない信念をもって支援しています。あるいは、命が誕生するときにはともに悦び、命が最期を迎えるときには、その人らしく、大切な方々にとっても安らかな旅立ちになるように祈りながらかかわっています。

　よく耳にする「やさしい看護師」という表現は、幼い頃に病院で出会った看護師や、入院した家族にかかわってくれた看護師から受けた、「記憶」としてのイメージ、あるいは、メディアで受けた印象から生まれたものでしょう。

　同じように、「白衣の天使」もよく耳にする表現ですが、これらはイメージに限られたものではなく、社会からの期待としても置き換えられるのではないでしょうか。

　看護師が行うさまざまな状況対応は、常に緊張を伴うものですが、その行動は柔軟性と的確な判断、揺るぎない信念に裏づけられている「頭と心の態度」ともいえます。ときに悩み、自分自身と向き合いながら患者さんやご家族の安寧を目指して「やさしさ」を追求し続け、そこにやりがいを見出しているのが看護師なのかもしれません。

　本書では、看護師の教育課程における4つの主要テーマについて、具体的に説明しています。テーマは、看護師を目指すみなさんに伝えたいこと（Chapter 1）、看護学生の「勉強」について（Chapter 2）、看護学生の「生活」について（Chapter 3）、看護学生の「対人関係/人間関係」について（Chapter 4）です。

　ご自身の力を活かしながら効果的に成長できるように、エピソードを盛り込みながら構成しました。これから看護師を目指す方、さらに現在、看護学校に在籍中の方にも参考にしていただけると幸いです。

2023年8月

執筆者を代表して　片野裕美

目次
Contents

Chapter

1

＊

看護師を目指す
みなさんに
伝えたいこと

ここでは、「看護とは何か」についてご案内します。
「看護師になること」の意味と
看護学校入学後の成長についてもご紹介します。
将来、看護師として働く人や、看護に興味・関心がある人が
今後の方向づけに役立ててくださったら嬉しく思います。

看護とは何か

1　看護とは

　看護とは、心身のあらゆる健康状態にある人へ寄り添い、その人（その人たち）の命を護りながら自立・自律に向けて支援することです。

　「あらゆる健康状態」の人への支援ですから、健康であればそれが続くように、健康でないときには回復に向けて、あるいは悪化しないように、また少しでも苦痛が和らぐように働きかけます。

　たとえば、みなさんの家族など大切な人が病気になって、高い熱で元気がないときには、熱を下げる方法を思案して、心配しながら顔を覗き込み、「大丈夫？」と声をかけるでしょう。汗をかけば着替えを用意し、のどが痛ければ飲みやすいものを選んだりもするでしょうね。そして、元気になってきた様子に安心しながらも、「まだ無理しないようにね」と、いたわりの言葉をかけるかもしれません。このような、身近な人と過ごす生活の中に看護の原点があるといわれています。

　看護の単語を構成している「看」は、目の上に手をかざして、向けたまなざしでその人を気にかけることを表しています。そして、さまざまな工夫を重ねて「護る」。2つの漢字にはそれぞれ意味があり、それを専門的な学問として体系化しているのが、看護学です。対象に専門的な関心を寄せ、確かな知識に裏づけられた判断を下し、そこに「人として」「職業として」の倫理観を併せ、安全で安らぎに基づく行動を良質なケアとして提供します。看護にはこれらすべてが含まれていることから、「実践的な学問」といわれます。

2　看護は誰に提供するの？

　看護の対象は人間です。人は、誕生し、成長し、思春期を過ごし、仕事などを中心に社会で活動し、仕事を引退して老後の生活を送ります。看護は、生誕（胎児として母親のお腹の中で過ごし始める時期も含める）から、

亡くなるそのときまでの「生きてゆく」全年齢層において、命と生活を支援します。また、生きてゆく過程には、周りで支える家族など大切な人たちがいることでしょう。看護は、病気を抱えながら過ごす人だけでなく、その人を支えている家族などにも心を寄せて、1つのユニットとしてかかわります。

保健師助産師看護師法（第5条）によると、「『看護師』とは、厚生労働大臣の免許を受けて、傷病者若しくはじよく婦に対する療養上の世話又は診療の補助を行うことを業とする者をいう」とあります。「傷病者」とはケガをしたり病気になったりした人のことですが、看護の対象はそれだけでなく、「健康な状態の人たち」も含んでいます。また、「じよく婦（褥婦）」というのは、出産後の人を指しますが、実際には、妊娠の段階（あるいは、妊娠へと進む段階）から、看護師が果たす役割があります。

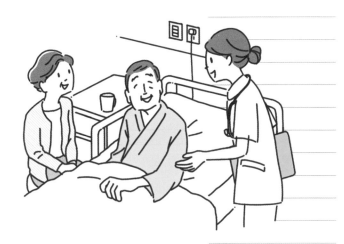

3　看護の「思いやり」とは

「相手を思いやる」というのは、看護の核にあたる表現です。思いやりは、日常の暮らしにも存在しますが、看護という専門的な学問においては、「思いやりって、何でできているのだろう」という問いが、その解明の糸口になるでしょう。看護には「医療者として責任をもって命を護る」ことが求められます。「人としての思いやり」に「専門的な視点からの思いやり」を加えるため、知識と技術を学ぶ必要があるのです。

看護は命に寄り添う医療分野なので、生命活動にかかわる知識は不可欠です。細胞のレベルから全身の構造や働き、そして、病気になるときには、どこがどう変化して症状が出てくるのかという、身体の中に起きている目に見えない状態までも推測します。また、対象となる人の話や様子と結びつけて、身体と心の両面をみます。さらに、社会的な状況（日々の生活や社会活動にどう影響しているか）に発展させて、よりよく過ごすための方向を、その人と一緒に考えていきます。

このように、病気だけにとどまることなく、生活との関係を含めた広い

範囲（身体、心理、社会）の全体を把握して支援するところに看護の特徴があります。看護にとっての「相手を思いやる」は、医療チームとしての専門的な学問と責任によって生まれる心の態度といえます。

4　看護は対象者と家族を支援すること？

看護の中心は、もちろん、対象者と家族を支援することです。ただし、よりよい支援をするためには、ともに活動する関係者（同職の看護師、他の職種）と協力しながら役割を遂行する必要がありますから、その支援の輪をコーディネートし、マネジメントする力が不可欠です。

また、看護を探究・研究することや、政策に参画し、よりよい看護を保障することも大切な役割として、みなさんの認識に加えてほしいと考えています。

看護師になるということ

1 看護師になる

　「看護師になる」というのは、医療チームのメンバーとしての役割を果たせる人になるということです。とりわけ看護師は「命を護りながら、対象が自立・自律に向かえるように支援する」という独自性があるので、看護師である自身も自立・自律した成人であることが望まれます。就職すれば自然になれるというわけではないので、学生時代から意識して自立・自律の姿勢を目指します。

　「国家資格」という側面からは、国の期待に応えられる力を備えた人になるともいえます。国家試験には、すべての看護分野から問題が出題され一定の基準で正答しなければなりませんし、受験する要件も決められているので、看護学校での単位修得を確実にしておく必要があります。

　ここまでは看護師としての「臨床実践能力（知識・技術・態度）」の話ですが、もうひとつ意識してほしいのが、経済産業省から提唱されている「社会人基礎力」です（→ p.19 コラム参照）。社会人基礎力は大きく「前に踏み出す力」「考え抜く力」「チームで働く力」の3つで構成され、どんな職業にも求められるものです。

　将来、看護師としてよりよく働き、働き続けるためには「命を護る立場として」「社会人として」の責任感と、自ら考え関係者へ働きかけるという主体性が備わっていることが必要です。これは、当然、みなさんの就職先（雇用側）から求められることですが、自分自身の助けになるものでもあります。

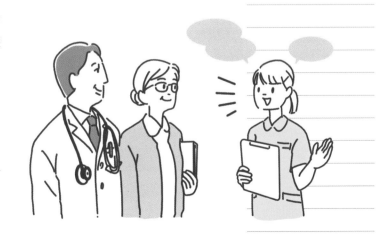

そして、看護師としての「臨床実践能力」と「社会人基礎力」は、卒業後に初めて取り組むのでは遅すぎるので、それまでにコツコツと積み重ねることが最も確実な道と考えられています。

2　看護師の臨床実践能力

厚生労働省が示している「臨床実践能力」(図) の真ん中に位置するのは「**看護職員として必要な基本姿勢と態度**」です。ここには、「責任ある行動」「良好な人間関係の確立」「組織における役割の理解」「主体的な自己学習」が含まれています。これらは、入学後に経験する実習 (臨地実習) のほか、さまざまな講義・演習、行事などの学校生活の中で、意識しながら力をつけられるものです。

その外側には「**技術的側面**」があります。看護師の2つの業務、「療養上の世話 (日常生活行動の支援)」と「診療の補助 (治療などに伴う支援)」に必要な技術が含まれています。

たとえば、**手術を受けた患者**さんは、痛みによって普段のようには動けない状態です。どこが痛むのかによって動き方が変わります。また、どん

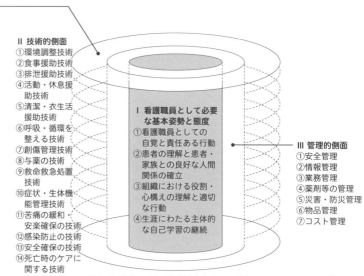

看護技術を支える要素

1. 医療安全の確保
①安全確保対策の適用の判断と実施
②事故防止に向けた、チーム医療に必要なコミュニケーション
③適切な感染管理に基づいた感染防止

2. 患者及び家族への説明と助言
①看護ケアに関する患者への十分な説明と患者の選択を支援するための働きかけ
②家族への配慮や助言

3. 的確な看護判断と適切な看護技術の提供
①科学的根拠 (知識) と観察に基づいた看護技術の必要性の判断
②看護技術の正確な方法の熟知と実施によるリスクの予測
③患者の特性や状況に応じた看護技術の選択と応用
④患者にとって安楽な方法での看護技術の実施
⑤看護計画の立案と実施した看護ケアの正確な記録と評価

Ⅱ 技術的側面
①環境調整技術
②食事援助技術
③排泄援助技術
④活動・休息援助技術
⑤清潔・衣生活援助技術
⑥呼吸・循環を整える技術
⑦創傷管理技術
⑧与薬の技術
⑨救命救急処置技術
⑩症状・生体機能管理技術
⑪苦痛の緩和・安楽確保の技術
⑫感染防止の技術
⑬安全確保の技術
⑭死亡時のケアに関する技術

Ⅰ 看護職員として必要な基本姿勢と態度
①看護職員としての自覚と責任ある行動
②患者の理解と患者・家族との良好な人間関係の確立
③組織における役割・心構えの理解と適切な行動
④生涯にわたる主体的な自己学習の継続

Ⅲ 管理的側面
①安全管理
②情報管理
③業務管理
④薬剤等の管理
⑤災害・防災管理
⑥物品管理
⑦コスト管理

※Ⅰ、Ⅱ、Ⅲは、それぞれ独立したものではなく、患者への看護ケアを通して統合されるべきものである。

図　臨床実践能力の構造
(厚生労働省：新人看護職員研修ガイドライン, 改訂版, 2014.)

なことが気になるのかによって動く意欲に影響します。動けない期間が延びるほど回復が遅くなり、別の健康障害が加わってしまうこともあります。それは、患者さんが望んでいることではないので、順調な回復を患者さんと共通の目標にして、動けるような支援をするのが看護師の役割となります。

そのためには、事前に「痛みによって普段と変わること」を推測し、術後の患者さんの様子を読み取って、少しでも動けるように、意欲が増すように心身をサポートします。そこには、手術という治療の知識と、患者さんの状態・状況に気づき、それによって援助する程度や方法を工夫する力が必要となります。

看護師は、あらゆる場面で「頭・心・体」を使って患者さんに対応しているのです。いろいろな力が複合されたダイナミックなアプローチをしています。さらに、回復へ向かい一日一日変化する状態・状況に合わせた援助を展開します。いずれにしても、患者さんの力を活かしながら自立・自律へ向かえるようにかかわります。

そして、どんな技術にも用いられる共通の「看護技術を支える要素」として存在するのが「安全の確保」「患者さんへの説明」「的確な判断」です。この要素が加わってこそ、その人にとってのよりよい技術として提供されるのです。

Lesson 3

看護師に必要な力

1 看護の土台となる6つの力

　ここでは、「臨床実践能力」や「社会人基礎力」(→ Lesson 2 参照) の土台となるさまざまな力に注目してみましょう。これらは入学後に伸ばし磨いていくものではありますが、看護学校を受験する気持ちが芽生えた段階で、自分に問いかけてほしい内容でもあります。

1 相手を思いやり気にかける力

　看護師としての核となる重要な力です。この「相手」とは、看護の対象となる人をはじめ、仕事で連携する人たちも含みます。相手を気にかけ、変化があるときにはその様子を察して、声をかけたり見守ったりする行動化までを指します。

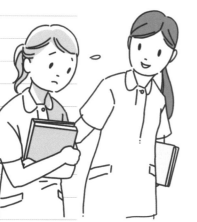

2 新しいことにチャレンジする力

　未経験のことに対して、すぐに取り組む人と、躊躇が強くて時間がかかる人など、人それぞれに傾向があるとは思います。入学後に次々とやってくる新しい課題については、「まずはやってみよう」と、一歩踏み出そうとする心の姿勢が大切です。そして、チャレンジする意味や方法まで考えようとする思考があれば、より望ましいレベルといえます。

3 よりよい集団を目指す力

　基本的には、その集団 (学校、職場) が目指すゴールに向かい、ルールを守って秩序を大切にすること、また、状況を読んで協力し合うことなどが「よりよい集団」には必要とされますが、ここでは少し違った視点から考えてみます。

　多くの人が「よりよい集団に入りたい」と思っているでしょう。それは

自然で当然な気持ちです。ただ、集団の性質はさまざまな影響を受けて変化します。ですから、途中で望ましくない変化が起きても、あるいは、入った集団に思わしくない部分があったとしても、「さて、どうしたらいいかな」と、自分なりの対処方法（よりよく過ごすための折り合いのつけ方）や、対策（メンバーへの相談など）で、よりよく成長し合える集団を目指そうとする認識と行動力を備えることが求められます。この力は、将来、多職種と連携したり、仕事を続け看護師としてのキャリアを高めたりすることにもつながります。

④ 失敗をよい経験として活かす力

これまでに失敗した経験は、大なり小なりどんな人にでもあると思います。そして、入学後や就職後、新しい世界に入ったときには、また新たな失敗を経験するでしょう。その失敗を、成長するための大切な出来事と意識することが、その後のみなさんの道をつくってくれます。

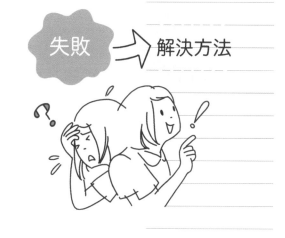

失敗したときには、ガッカリしたり、「なんで!?」と受け入れられない気持ちが湧き上がったりするかもしれません。大切なのは、結果重視だけの感覚にとどまらず、頭を切り替えて「何が原因だったのかな？　これから同じ失敗をしないように何をしたらいいかな？」と考えることです。起きてしまった事象を眺めていろいろなことを思いめぐらせ、今後に目を向けましょう。そうして、一つひとつ解決しながら進みましょう。

時には、ほかの人からのアドバイスを参考に、新たな考え方と方法で挑んでみる。そのような習慣をつけておくことが、将来、つまずいたときに自分を助けてくれます。経験を活かして、さらに乗り越える力をつけましょう。

⑤ 興味をもって探究する力

みなさんはこれまでも、課題学習を経験してきたことと思います。看護学校では、提示された課題以外にも、どんどん主体的に調べるようにしましょう。たとえば、一斉授業を受けながら「え？　なぜそうなるの？」「これ、難しくてわかりにくい」など、頭の中で大いにお喋りしてほしいものです。そうした「引っかかり」が、みなさんの思考を活性化してくれます。

その引っかかりを放っておかずに調べる、または人に聞いてみることで、さらに力がつきます。この思考は、入学後の授業や臨地実習、さらに国家試験でも役立ちますし、将来、看護師として力をつけ、働く現場をよりよくするためにも必要とされる力です。

普段から、さまざまなことに興味をもって、自分で探究してみることを意識しましょう。

6 忙しさを調整し体調を整える力

やらなくてはいけないことが立て込んできたとき、みなさんはどんな対応をしていますか？　入学後は、平常の授業と並行して、自宅課題（宿題）が複数出されることがあります。臨地実習では、翌日までに準備するものが複数あり、単に調べて足りることもあれば、調べたことを使って発展させた形で仕上げることもあります。日中の授業と帰宅後の自己学習を忙しく繰り返す中で、時には体調を崩しやすくなることが考えられます。

患者さんの健康状態を支援する看護師の役割を果たせるのは、自身の健康管理の心がけがあってこそです。それを意識しながら学生時代を過ごすことが求められます。

2　自己管理能力と自律性

看護学生は、多重の課題に追われ、忙しさに圧倒されたり、ストレスが蓄積して負担を感じたりすることもあるでしょう。そのような中でも着実に力をつけていくために、自分が今もっている力を知り、自分のことを自分で調整していくことが必要です。

一般に「自己管理能力」とは、自分を律し、管理し、コントロールする能力といわれています。たとえば「明日早起きするために、夜はゲームをするのをやめて眠ろう」「明日から実習でハードな日々が続くので、バランスのよい食事をとり、体調を整えよう」という具合です。自分で予定を立てて、期日までに課題を仕上げるといった時間管理スキルも、そのひとつです。別の表現では「セルフマネジメント能力」ともいいます。

具体的には、①健康管理・体調管理、②時間管理、③感情の管理、④モチベーションの管理、⑤お金の管理が必要です。これらを気にしながら生活していくと、自己管理能力が高まります。学校生活がうまくいき、学習

がはかどり、人から信頼され、自分に自信がもてるようになります。学業にもプライベートにも、よい影響があるでしょう。

忙しい生活を送る看護学生にとって、特に「②時間管理」は、入学後の早いうちから意識することになるでしょう。複数の課題をどのようにこなしていくか、広い範囲の試験勉強に、いつ頃からどのように取り組むかを考えることになります。まずは自分の性格や生活スタイルを踏まえて、続けられる方法を見つけていくことをおすすめします。

たとえば、【複数の科目の課題がある場合】には、
・スマートフォンのスケジュールアプリの利用
・カレンダーやシステム手帳に学習予定を書き込む
・家族に予定を伝えておき、うっかり忘れを防止！
・やり終わったものはスケジュール帳に色を塗る、線を引くなどして、
　進捗状況が一目でわかるようにする

> 時間の見える化！

などの自分に合った方法で、できるところから始めてみましょう。ほかにも、「④モチベーションの管理」には、「好きな文房具を使う」「やり終えたときの自分へのご褒美を考えておく」など工夫してみましょう。

看護師として働くようになると、社会人として、より確実な自己管理が求められます。そのため、看護学生のうちから、日々意識しながら過ごし、卒業までに身につけられるとよいですね。最初から完璧な人はいません。まずは一日一日、これらを意識して生活してみましょう。自分に合った自己管理の方法が見つかるはずです！

看護学校での学び

Lesson 2 で紹介した「手術を受けた患者さんを援助する」という技術ひとつを例にしても、とても複雑で、高度で、盛りだくさんな印象を受けるかもしれません。看護学校のカリキュラムでは、こうした力が習得できるようにと厚生労働省が定めた教育内容のほかに、看護学校ごとに工夫を凝らした目標や内容・方法が設定されています。

1 授業形態の特徴

看護師を養成する学校の一番の特徴は、授業形態にあります。「講義」「演習」「実習」と 3 種類ありますが（→ **Lesson 8 参照**）、なかでも「実習（臨地実習）」は、入学から卒業までに修得する単位数のおよそ 5 分の 1 を占めています（→ **Lesson 7 参照**）。命を護る資格職として、現場の状況の中で学習する意味をどれだけ重要視しているかが、みなさんにも伝わると思います。

次の特徴は、「演習」です。演習は援助技術の習得を目的としており、「療養上の世話（日常生活行動の支援）」（ベッドとその周囲の環境調整、身体の清潔の維持など）と、「診療の補助（治療などに伴う支援）」（血圧測定など生命徴候の観察、注射、傷の処置など）を学びます。最初は身近な生活援助から始め、後半には身体への侵襲リスクが伴う診療技術へ移ります。この演習が始まると、学生は看護学校へ入学したことを改めて実感するようです。

ほかにも、自分で考えてまとめたことや、グループで意見交換を重ねたことを成果発表するなどの「思考を形にして、他者に伝わるように表現する」という学習機会が多く設定されています。入学までプレゼンテーションの経験があまりなかった学生も、次第に力をつけて、臨地実習で受け持ち患者さんの事例（病気から発生している問題と看護の方向性）をほかのメンバーに伝え、お互いに意見交換できるまでに成長します。

2　知識の習得と知識同士を統合するトレーニング

　多くの看護学校では、早い時期から「人体の構造と機能（解剖と生理）」の講義が始まります。「解剖」では身体の部位の名称とその多さに、「生理」では難しそうな説明文が並んでいる状況に、学生の多くは圧倒されるようです。この知識を使うためには、解剖と生理を統合して（関係させて）理解することが重要になります。

　臨地実習で教員や実習指導者から問われるのは、「この部位の名前は？」という部分的な確認よりも、「患者さんは、どうして動けないの？」という大きな現象の確認がほとんどです。そうすると、普段の動きがどういうしくみで成り立っているのかを理解しておく必要があります。具体的には「解剖と生理を組み合わせて理解して、説明できるようにしておく」ことが大切です。

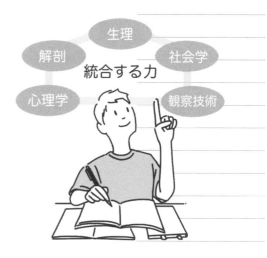

　人間の身体の勉強は、小学校から始まりますが、高校では選択科目だったかもしれません。加えて看護学校の中には、入学試験で解剖・生理を問わない学校もありますので、しばらく縁遠いものになっていたかもしれませんね。看護学校での学びをよりスムーズにするためには、入学前に中学校程度の解剖・生理をおさらいしておくことをおすすめします。入学後はすぐにミクロな単位の内容に入りますので、それまでに基本的な知識を大づかみにしておきましょう。

　看護学校では、患者さんを理解するために、解剖・生理だけではなく、心理学・社会学・観察技術などの知識を総動員して、狭く偏ることなく、より的確な把握を目指します。そのため、「知識の暗記」以上に「複数の知識を統合する練習」を繰り返します。

3　アウトプット（行動化）のトレーニング

　患者さんを理解するには、専門的な知識と感性を使う思考作業が大切です。さらにその先には、考えていることを頭から取り出して「文章化」したり、「患者さんへのかかわりへと行動化」したりする段階が待っています。この行動化が非常に重要で、医療チームのパートナーとして連携する

医師も、医学部生の段階から「患者中心のチーム医療」を思考しながら、関係性を構築する技術を学んでいます。気持ちが弱くなりやすい患者さんと直接的にかかわる職種には、「自分の話や表現は相手にどのように伝わるのか、受け止めてもらえるのか」と、自分を客観的にとらえようとする認識がとても大切なのです。

入学して最初の段階では、学生同士でトレーニングをします。患者役となった学生は、患者さんの心身の状態を推測しながら、「医療を受ける側の経験」を繰り返したうえで臨地実習に臨みます。実習では緊張が加わりますが、その貴重な経験を繰り返しながら、患者さんと関係性を築く力を磨きます。血圧測定などの診察の技術も同様です。学内でのシミュレーションによるトレーニングを経て、実習では患者さんに協力をいただき、直接的な経験学習を積み重ねることが、看護師への道を拓きます。

4　チーム形成のトレーニング

前項で、医療チームのパートナーである医師の存在を紹介しましたが、医師以外に理学療法士、臨床検査技師、放射線技師などとも連携します。また、医療チーム以外の福祉チームとの連携もあります。たとえば自宅療養する人には、食事や掃除、入浴やリハビリなど、居住する地域を包括したサポートチームが機能しますので、さまざまな分野の人たちが一人（あるいは一家族）を支えます。こうした他職種の人たちと協働する力を在学中から身につけるのです。

学校ではまず、同職種の看護師と連携するトレーニングから始めます。同期の学生で構成されたグループでの、チーム形成の学習です。そして、さまざまな職種との連携を目指し、実習先の病院で指導を担当する看護師との連携、老人保健施設で働く介護福祉士との連携、訪問看護ステーションでのケアマネジャーとの連携や、児童相談所の職員とのかかわりを経験する場合もあるでしょう。このように、場所を変え、相手を変えながら、看護師として連携するトレーニングを重ね、チーム形成に向けた成長を目指します。

5　新たな自分を発見できる「臨地実習」

みなさんは、自分の傾向を知っていますか？　特に、新しいことに挑戦するときの傾向を思い出してみてください。

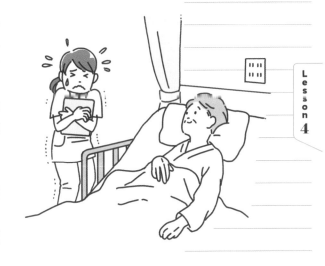

　臨地実習の現場は、常に動いており、状況が変わっていきます。その状況の中で、学生の頭と心もクルクルと動き、次の行動を模索します。また、実習ではさまざまな人たちに対応します。病院実習を例にすると、代表的には患者さんです。年齢層や病気の種類の幅もさることながら、病気・治療に対する思いや具合など、入院中には揺らぎがあります。その時々の状態・状況の中へ看護学生として一歩踏み出すとき、新たな自分に出会います。「はたして受け入れてもらえるのだろうか」「入院中の気持ちを聞きたい」など、期待と不安と緊張が伴うことでしょう。

　出会う人たちのさまざまな反応を受け、状況に対応しなくてはならない場面は、学内で授業を受けているときの比ではありません。時には、今までになく感情的になったり、自身の未熟さに直面して凹んだりすることもあります。ただ、それは、看護師になるための成長過程には必要な機会であり、歓迎すべきステップなのです。大切なのは、自分の中に起きている感情や考えに気づき、その経験を活かして次にどう進むかを思案することです。そして、このようなときには、自身の考えている「進む方向と方法」を、看護の先輩である実習指導者や教員に伝えてみましょう。きっと、学生の成長を後押しする応援団としての意見を提供してくれることでしょう。

Lesson 5

見通しをもって学生生活を送る

　看護学校では、学年ごとにカリキュラムの特徴があり、それに伴い学校生活も変化していきます。授業に実習にと、ハードなイメージがある看護学生の生活ですが、多くの先輩たちは、自分なりにいろいろなことを両立させて、一日一日を大切にしながら乗り切っています。

　ここでは、3年課程の看護専門学校に通うA子さんのスケジュールをご紹介します。1年次～3年次の、7月のある一日の時間割と過ごし方を見てみましょう。

1　［1年次］看護学校の授業スケジュールに沿った生活リズムを見つける

■ある日の時間割

時限	科目
1	解剖生理
2	発達心理学
3	基礎看護学概論
4	演習（リネン交換）

　1年次は、看護学の基礎となる学習が中心です。たとえば、1時限目の「解剖生理」は、「人体の構造と機能」を学ぶ科目です。そして4時限目は、患者さんの環境を整えるための「ベッド作成」に向けた演習です。

　基礎的な看護技術習得の認定は、「体験学習か技術テスト」によって行う学校が多いと思います。習得する技術の難易度が上がるにつれて、学生たちは、放課後や空き時間を利用して練習を重ねていきます。

　また、多くの学校では、6月頃に「基礎看護学実習」の1回目として、「病院や患者さんの様子を知る」という目的で、見学中心の実習が入ります。10月頃には、基礎的な知識や技術を使って「初めて患者さんを受け持ち援助する」という、ステップアップした実習があります。

　授業を通して学生同士の交流機会が増え、少しずつ看護師への道が見えてきて、期待を抱く1年となるでしょう。学生生活のうち、比較的時間に

余裕がもてる時期ですので、特に夏休みの時間を有効に使って、長期旅行や車の運転免許取得などにあてることをおすすめします。

2 ［2年次］学校生活にも慣れ、いよいよ実践的な学習へ

■ある日の時間割と一日の流れ

時限	科目
1	高齢者の健康障害
2	循環器病態生理治療学
3	精神看護学概論
4	技術演習（与薬）

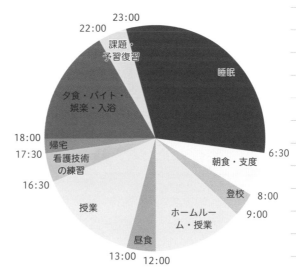

2年次は、看護・疾患・病態などに関する、専門性の高い授業がメインになります。科目も「小児」「母性」など専門領域ごとになり、必然的にテストも増えます。4時限目の技術演習は「与薬」ですが、1年次の「生活」の技術演習（リネン交換、食事介助など）とは異なり、「治療」に関連した内容に変わります。「採血、注射」などでは、より正確な技術を求められるため、これまでとは違った緊張感を味わいます。

テストや課題に追われていた1年次の忙しさに、少し拍車がかかるイメージです。それでも、1年次に比べると、忙しい毎日にも対応できてくるようです。専門職としての自覚が芽生え、いろいろなことへの達成感が得られる時期でもあります。

6～7月頃には、最後の基礎実習などがあります。これは、2年次後期から卒業年次にも続く、「専門領域の実習」につながるものです。全校のうちでも中核的な立場となり、異学年との交流にリーダーシップをとる役割を任されますが、その役割にふさわしい力が備わってきている時期でもあります。

3 ［3年次］将来のビジョンがますます明確に！実習中心の生活へ

■実習中の一日の流れ

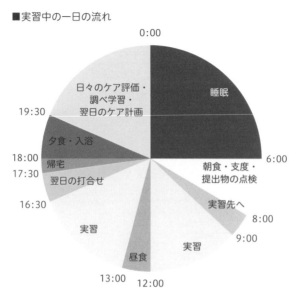

2年次の1月頃から3年次の11月頃までは、専門領域ごとの本格的な実習が続き、最後に総まとめの実習があります。実習ごとに間隔はありますが、多くの場合、実習前の準備学習などに追われます。また、合間を縫うように国家試験（→ Lesson 14参照）の模試や対策授業が入ります。就職活動（→ Lesson 19参照）は春頃から本格化することが多く、秋頃には、ほぼ就職先が決定している状態です。

卒業研究や卒業論文を終え、2月の中旬には国家試験の時期を迎えます。3年課程では、このように盛りだくさんな1年間となります。4年制の場合は、最終学年次で卒業研究・論文作成、技術演習、国家試験対策などを中心に行うことになるでしょう。

忙しいながらも内容が濃く、メリハリのある充実した学生生活になるでしょう。卒業を迎える季節には独特な高揚感があると聞きます。看護師養成課程を経て、それぞれの将来に向けて歩み出すことになります。

「社会人基礎力」とは

「職場や地域社会で多様な人々と仕事をしていくために必要な基礎的な力」として、2006年に経済産業省主催の有識者会議により示されました。「3つの能力」と「12の能力要素」で構成されています（図）。

従来、これらの力の育成は各企業と従業員（新人の資質と努力）に任されていたのですが、成長の困難さや新人の離職傾向が著明になってきた背景から、全国的な共通言語として「社会人基礎力」を定義づけ、早期に育成に取り組むことを目指したのです。

企業だけでなく教育機関（大学や高等学校）でも、カリキュラムに取り入れて成長を支援しているケースが増えています。

さらに、2017年からは「人生100年時代の社会人基礎力」として、新人だけでなく、人生のどの段階にあっても、どんな企業に属していても、活躍し続けることが可能となる「3つの視点：どう活躍するか/何を学ぶか/どのように学ぶか」が加わり、自己を振り返る「リフレクション」の有効性が示されました。

看護師の仕事は、始終対面で、複数のメンバーとの協調によって成果を発揮することが求められます。どんな年代でも資格職として活動し続けられるという特性から、「社会人基礎力」は重要な指標となっています。

前に踏み出す力（アクション）
〜一歩前に踏み出し、失敗しても粘り強く取り組む力〜

主体性	物事に進んで取り組む力
働きかけ力	他人に働きかけ巻き込む力
実行力	目的を設定し確実に行動する力

考え抜く力（シンキング）
〜疑問を持ち、考え抜く力〜

課題発見力	現状を分析し目的や課題を明らかにする力
計画力	課題の解決に向けたプロセスを明らかにし準備する力
創造力	新しい価値を生み出す力

チームで働く力（チームワーク）
〜多様な人々とともに、目標に向けて協力する力〜

発信力	自分の意見をわかりやすく伝える力
傾聴力	相手の意見を丁寧に聴く力
柔軟性	意見の違いや立場の違いを理解する力
情況把握力	自分と周囲の人々や物事との関係性を理解する力
規律性	社会のルールや人との約束を守る力
ストレスコントロール力	ストレスの発生源に対応する力

（経済産業省：「人生100年時代の社会人基礎力」説明資料, 2017.）

看護学生の
「勉強」について

「看護師が国から期待されていること」を踏まえて
勉強する意味、カリキュラムの仕組み、
授業の特徴などを理解しましょう。
読み進めるうちに看護学校の特徴がわかり
入学後の具体的なイメージを描きやすくなるでしょう。

Lesson 6

何のために勉強するのか

1　資格職の使命と責任

看護学生は何のために勉強するのでしょうか。結論からいいますと、自信と責任をもって働き始めるためです。そして、関係者と協働し、より質の高い医療・看護を提供するためです。

たとえばパイロット（航空機の操縦士）の場合、国土交通省が管轄する国家資格を得るためには、知識だけでなく技能も必要です。学科試験に合格しなければ実地試験は受けられませんし、その先には更新制度が設けられています。また、受験までに専門の教育機関で学ぶ内容と習得する技能は多岐にわたり、技能演習は厳しいものだと聞きます。

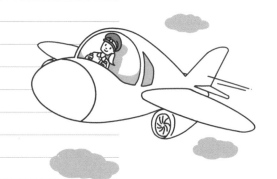

パイロットの資格試験を受験するまでの、山ほどの授業科目や実技演習は、何のためにあるのでしょうか。将来、仕事に就いたときに「飛行により乗客を安全に快適に目的地へ送り届ける」という使命が与えられるからですよね。このように、資格職それぞれの使命には責任が伴います。

2　患者さんに「安全」を保証する

「安全に」という視点は、命につながるところに重みがあります。これは、医療者全般にいえることですが、病気やケガで心身の状態が変わりやすい人たちの一番近いところで働く看護師にとっては、特に重要視されるところです。

たとえば白内障の手術で入院している高齢患者さんにとって、手術を終えるまでの視界は、濃い霧がかかったような見え方です。かなり視力が落

ちていますので、慣れない病室の環境で物にぶつかり、つまずき転んでし
まう危険性もあります。もし骨折をするようなことになれば、本来の目的
である白内障の手術どころではなくなってしまいます。

　また、予防接種をするときには、薬液を正確に準備して目的の部位へ的
確に注射しなければなりません。幼い子どもであれば、注射を怖がって泣
きながら体をよじらせることもあるでしょう。そんなときには、慌てずに、
あやしながら体をしっかり安定させてから、針を刺して薬液を全量注入し
ます。体勢が整わないまま注射をすると、途中で注射器が外れケガをさせ
てしまうかもしれませんし、針を刺し直して残りの薬液を注射することは
とても困難です。

　このように、起こるかもしれない危険を予測し、対処できるように備え、
実施するのが「安全に対して責任をもつ」ということにつながります。

3　自信をもって対応する

　多くの場合、初めての処置を行うときには緊張します。特に、苦痛を伴
うような処置(採血、のどの奥にチューブを挿し入れて痰を取り除く「吸引」
など)の場合には「失敗したらどうしよう。具合が悪くなったらどうしよ
う……」と、不安が頭をよぎり、さらに緊張することがあります。

　経験を重ねることで技術力が上がり、落ち着いてくるのですが、最初の
うちは自信のない様子に患者さんが気づき、双方がビクビクするような状
況を招くこともあります。患者さんに安心していただくためには、本番の
前に練習を繰り返し、少しでも自信をつけておくことが肝要です。十分な
練習をしていないのに「何とかなる」という認識は、患者さんに対する「安
全責任」を果たせないことになりますので注意しましょう。

　多くの医療機関では、新人看護師にワッペンなどのマークをつけて、安
全な技術を提供できるまで先輩看護師が同行するシステムを整えていま
す。そのような工夫が、患者さんに安全と安心をもたらす効果につながっ
ているようです。

4　専門職として長く働き続ける

　安全と安心が患者さんへ提供できるようになると、看護の知識や技術は

さまざまな場で活かすことが可能になります。働くうちに、自分の関心が外へ向き「もっと専門的な分野で働きたい」「研究者になりたい」などと、自身のキャリアへの関心が湧いてくるかもしれません。

また、ライフプランとして、子育てのために時間を使いたいという気持ちになることもあるでしょう。「親の介護に専念する」という時期が訪れるかもしれません。一時的に看護の職から離れても、復職が容易なのが医療の資格職の強みでもあります。

看護師は、家族が病気になったときに、より専門的な立場から対応することもできます。そういった意味で、自分の人生を支えてくれる資格職ともいえるのではないでしょうか。そして、キャリアアップにしても、復職にしても、安全と安心の看護を提供する自立（自律）した人にこそ、叶えられる選択といえます。

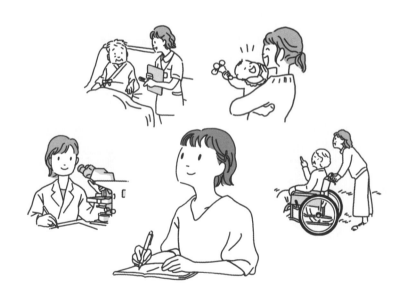

カリキュラムの構造を知る

　ここでは、看護学校の教育内容とカリキュラムの構造を詳しくみていきましょう。これまで読み進めてきた「授業形態の特徴」（→ Lesson 4 参照）や「看護師に必要な力」（→ Lesson 3 参照）と照らし合わせながら読むとわかりやすいと思います。

1　国で定められた教育内容と単位

　教育内容は、看護師国家試験を受験する要件を満たすために、国が「保健師助産師看護師学校養成所指定規則」において定めたもので、大学・短大・専門学校の全課程に共通します。下記のとおり単位数の合計は 102 で、各学校でこの単位数以上を設定することになっています。

分野	基礎分野 （14 単位）	専門基礎分野 （22 単位）	専門分野 （66 単位）
教育内容	・科学的思考の基盤 ・人間と生活・社会の理解	・人体の構造と機能 ・疾病の成り立ちと回復の促進 ・健康支援と社会保障制度	・基礎看護学 ・地域・在宅看護論 ・成人看護学 ・老年看護学 ・小児看護学 ・母性看護学 ・精神看護学 ・看護の統合と実践 ・臨地実習
合計 102 単位			

　ここに示した教育内容と単位数は、2022 年度から運用されている新しいカリキュラムです。次頁では、科目の構成をもう少し詳しくご紹介します。

　みなさんもご存じのように日本は高齢者割合が高く、糖尿病などの慢性疾患が増えています。そのような傾向に対して、地域のケアシステムを充実させて、「病院」ではなく「自宅」を中心とした安心な療養環境を整える動き（地域包括ケアシステムといいます）が全国で始まっています。実際、「看護師が一人でその場で判断して多職種と連携しながら行動する場面」が以前よりも増えていますし、今後はもっと増える見通しです。新しいカ

■科目の構成（A 看護専門学校の教育課程から一部抜粋）

教育内容		科目	単位数	時間数
基礎分野	人間と生活・社会の理解	生命倫理	1	20
		情報科学	1	20
		英語	1	20
		社会学	1	20
		教育学	1	20
		人間関係論	1	20
		生涯発達心理学	1	20
		キャリア論	1	15
		体育	1	20
		文化芸術	1	15
専門基礎分野	人体の構造と機能	人間の体のしくみと働き	1	15
		生命活動のしくみⅠ：内部環境の恒常性	1	30
		生命活動のしくみⅡ：日常生活行動に関わる調節機構	1	30
		日常生活のしくみⅠ：息をする・動く・眠る	1	30
		日常生活のしくみⅡ：食べる・トイレに行く・話す・聞く	1	30
		栄養生化学	1	30
専門分野	基礎看護学	看護学概論	1	30
		看護理論の探究	1	15
		情報を共有する技術	1	30
		安全管理技術	1	30
		セルフケア支援の技術	1	15
		苦痛の緩和・安楽確保・関係性を発展させる技術	1	30
		環境・活動・休息の援助技術	1	30
		清潔・衣生活の援助技術	1	25
		食事・排泄の援助技術	1	30
		フィジカルアセスメント	1	30
		検査に伴う援助技術、呼吸・循環を整える援助技術	1	15
		与薬の援助技術	1	30
		創傷管理・救命救急処置技術	1	30
		看護過程	1	30
	地域・在宅看護論	地域で暮らす人々と看護	1	15
		支え合いのしくみと看護	1	15
		地域で療養する人々と看護	1	15
		地域・在宅看護マネジメント	1	15
		地域・在宅看護技術	1	30
		暮らしを支え、医療とケア、生き方や思いをつなぐ看護過程	1	15
	看護の統合と実践	看護実践と臨床判断Ⅰ	1	20
		看護実践と臨床判断Ⅱ	1	15
		看護実践マネジメント	1	15
		看護研究の基礎	1	15
		看護研究の応用	1	30
		災害医療と国際協力	1	30

リキュラムには、このような「判断力・行動力・チーム力」を備えた看護師が育つようにという期待が込められています。

各学校では、国が定めた教育内容のほかにオリジナルの内容を加えてカリキュラムを作っていますので、オープンキャンパスなどで注目してみてください。

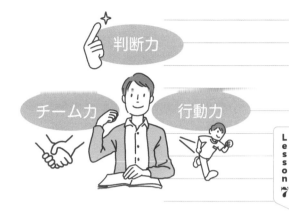

2 教育課程の分野

看護師の教育課程は、「基礎分野」「専門基礎分野」「専門分野」の大きく3つで構成されています。

1 基礎分野

看護へ活かすだけでなく、みなさんが社会で成長し続ける基盤となるように、以下の内容が設定されています。

①コミュニケーション能力を高め、感性を磨き、科学的・主体的な判断と行動を促す内容
②人間と社会の仕組みを幅広く理解する内容
③国際化へ対応する情報通信技術を活用する内容
④人権の重要性を理解し意識を高める内容

この分野の科目では、「社会学」「教育学」「心理学」「情報通信技術（ICT）」などが代表的です。

2 専門基礎分野

医療関連の専門性が高い内容が設定されています。専門分野である看護学を学ぶための基礎となる科目から成ります。

①看護の視点から人の身体を系統立てて理解し、健康・疾病・障害に関する観察力、判断力を強化し、看護実践の基盤として学ぶ内容
②臨床判断能力の基盤となる演習を強化する内容
③人々が生涯を通じて健康や障害の状態に応じて活用する社会資源

この分野の科目には「解剖生理」「病態生理（病気の成り立ち）」「疾患と

治療」「薬理学」「公衆衛生学」などがあります。臨床的な看護判断をするために必要な内容ですので、やや難しいですが専門性を実感できる分野です。

3 専門分野

　ズバリ「看護」の分野です。分野の入り口である「基礎看護学」は、「看護ってなんだろう」ということをいろいろな側面から探求する科目です。看護技術の演習科目などが含まれ、考えを伝えて意見交換したり、患者さんへの技術提供を習得したりと、「動きのある授業」が多く含まれます。基礎看護学の後には、さまざまな領域の看護学を学びます。

　最初の「地域・在宅看護論」は、地域で暮らす人々を医療者として支える基礎的な力をつけるためのもので、病院などを含む地域全体を概観する認識も高めます。次に続く看護学は「母性・小児・成人・老年（高齢者）」と成長に沿った領域があり、全領域に関係する「精神看護学」が設定されています。最後の「看護の統合と実践」には、看護師として多職種と連携する力や、キャリアアップ形成を後押しするような科目が設定されています。

　専門分野の中でも別枠に設定されているのが「臨地実習」です。すべての看護学領域において臨地実習が設けられ、単位の合計は 23 単位以上と定められています。全 102 単位以上のうち、臨地実習が約 5 分の 1 を占めていることからも、看護が「実践の学問」と呼ばれている理由がわかると思います。多くの時間を使って経験的学習を繰り返すことで、無理なく確実な成長を目指せるように組み立てられています。

4 学校行事など

　国で定められた教育内容以外に、各学校では科目外活動を計画しています。入学ガイダンスをはじめ、交流会（異学年、他校、地域、国際など）、学校祭、卒業式……とさまざまあります。このような催しを通して、協働性、創造性、主体性、計画性などが養われ、学習への効果も見出されています。オープンキャンパスなどの学校見学では、「どのような力をつけることができる学校なのか」という点に関心をもって参加してみてください。

「講義」「演習」「実習」
それぞれの学び方

1 「講義」での学び方

1 集中力を持続するキーワードは「興味」と「発見」

　「講義」とは、教員が伝えたい内容を学生全体に説明する、一般的に「授業」といわれるものです。多くの講義は90分間で、また、学生が受け身になりやすい環境ですから、慣れるまでは集中力を持続するのが大変だと思います。では、どのようにしたら集中力を持続させながら講義を受けることができるでしょうか。

　1つ目は、「興味」をもつことです。興味をもつポイントは人それぞれ違うので、自分なりの視点をもつのもよいでしょう。一方、「看護師になりたい」という思いは、みなさんに共通していますよね。今学んでいる知識が、将来、看護の何に役立つのかと想像しながら講義を受けていくとよいでしょう。

　また、「人間のからだはこうなっているのか！」などと、「発見」的な興味をもつことも重要です。自分の身体の構造と結びつけると理解しやすいかもしれません。さらに、家族や友人に「教えてあげよう」と考えると、理解への意識が高まります。

2 「疑問」をもつことで「根拠」を明確にする

　看護を実践する際には、その援助を行う根拠（理由）を明確にすることを求められます。根拠が明確でない援助では、患者さんの状態を悪化させる可能性があるためです。講義を受けるときには「なぜそうなるのか？」「こうなる理由は何か？」と「疑問」をもつことが大切です。早い段階からそのような思考で理解していくと、「根拠のある考え方」が身につきやすくなります。

　看護の学習では、課題も多く、はじめは内容を理解するのに時間がかかるかもしれません。一方で、学生時代は学習だけでなく、プライベートを

充実させることも必要だと思います。その時間を確保するためにも、重要な内容は講義の時間内で把握することを意識しましょう。

③ 講義の前後にやること

講義を受ける前には、シラバス（講義の予定表）や講義概要などを活用して、頭の中を、これから受ける講義の内容に切り替える努力をしましょう。これで講義中の理解が進みます。講義中にわかりにくい部分があったときは、必ずその日のうちに教員に確認してください。「あとで質問しよう」「SNSで調べよう」と考えていると、何を聞きたかったのかわからなくなったり、間違った理解をしたりする可能性があります。また、教員に尋ねることで、質問の答え以上の説明をしてもらえることもあり、知識を増やす機会になります。

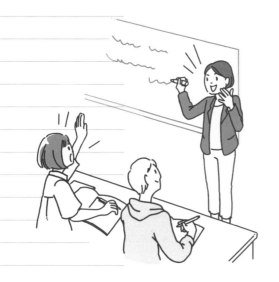

教員の仕事は、意欲のある学生と一緒に学習し、成長を支えていくことです。みなさんの理解を深めるため、自身の経験談や、講義内容のさらに詳しい説明を伝えたいと思っています。みなさんが「聞く姿勢」を整えて講義に参加すれば、カリキュラムで定められている以上の学習内容を教員から引き出せるということを覚えておいてください。

④ パワーポイントを使う講義でのポイント

講義ではパワーポイントが使われることが多いと思います。板書がなくノートに書き写すことがないと、眠くなるかもしれませんが、パワーポイントの資料に記載されている内容はあくまでも要点だということを意識してください。教員が口頭で説明している内容で、大切だと思うことは必ず余白にメモしておきます。また、資料の重要部分にマーカーを引くなどして、後で振り返ったときに思い出せるようにしておきましょう（→ p.46, 47 参照）。試験前の復習で活躍する紙面になります。

講義では、「教員は何を伝えようとしているのか？」と考えながら聞いてみるのもいいでしょう。講義内容を理解しやすくなるだけでなく、人の話を聞く訓練にもなります。看護師は患者さんの話や思いを聞いて、より深くその人を理解する役割があるので、こうして自分を少しずつ、目指す看護師像に近づけていくといいですね。

2 「講義」を受ける際の留意点

1 暗記や公式を超えて、人間を理解する学問

　高校までは、国語・数学・英語などの科目ごとに授業を受けて、それぞれで成績がついていましたよね。そのため、「英語は苦手だけど生物は得意」という人もいたでしょう。しかし、看護の授業では、各科目で関連し合っている内容が多いため、得意科目と苦手科目の差はあまりないと思います。

　たとえば、基本的な「人体の構造と機能」を理解していなければ「病気」を理解できませんし、「病気」を理解していなければ「看護」を理解することは難しくなります。そのため、「解剖生理学は苦手だけど疾患の理解は得意」という人はいないはずなのです。解剖生理学は入学後すぐに始まる科目ですから、その内容を理解できなければ、その後の学習内容についていくことが難しくなってしまいます。

　このように、みなさんが学習するカリキュラムは、順序立てて構成されているので（→ Lesson 7 参照）、苦手科目ができないように一つひとつ理解していく必要があります。また、暗記や公式に当てはめるだけでなく、「人間がこういう状態のときは何をしたらいいのか？」を考えることを求められます。つまり、人間を理解するという、広くて深い学習になります。

2 グループワーク

　グループワークの利点は、①学生相互の啓発で主体的な学習ができる、②他者の経験や考えに触れ未知の知識を獲得できる、③課題・問題を追求することで解決方法を身につけられる、④学生相互の共同作業で協調性を養うことができる、⑤学習を尊重し合う関係がお互いの成長の機会になる、といわれています。グループワークに慣れていない人は、相手の意見を聞き、自分の考えを丁寧に伝えていきながら、ひとつのことをグループで決定していくというプロセスに難しさを感じるかもしれません。

　人はそれぞれ個性があり考え方も多様なので、意見をまとめることは大変です。また、自分と違う意見を聞くだけでもストレスを感じるかもしれません。そのときに大切なのは、相手が「どんな思いで何を言いたいのか」を理解するように聞き、そのうえで自分の考えを伝えるということです。相手の意見を否定せず、いい部分を伝えながら話すのが、適切な意見交換です。相手の意見に反対する場合は「こうしたほうがいい」という改善策や提案を含めて発言しましょう（→ Lesson 18 参照）。

みなさんは将来、看護師になる人たちですね。看護師は患者さんの思いを受け止めて、できる限りその思いを尊重した方向性を導き出す職業です。一方で、患者さんの思いだけを尊重すると病状を悪化させてしまう可能性もあるので、必要な意見は相手に伝えて、お互いが納得できる方向性を見出さなければなりません。グループワークの場面で、こうした能力を育てていきましょう。

3 「講義」で学ぶ面白さ

1 自分の生活に役立てられる

看護の講義では、自分を含めた人間に関する広い知識を得ることができます。「人間の健康」について学ぶと、自分や家族の体調が悪い場面で活用できることもあるでしょう。医療に関連するドラマや映画の内容も理解しやすくなり、自分の知識の広がりを実感できると思います。また、人間の理解を深める学習をするので、プライベートで人間関係を良好に保てる可能性もあります。

講義で得た知識はすべて、実習で本当の患者さんに看護を提供するために必要ですから、患者さんの健康が回復する過程を想像することでも楽しさを感じられると思います。

2 臨床の体験談や場面に触れることができる

講義では、教員が自分の看護師としての体験談を話す場面があります。みなさんが看護師になったときのことを想像しながら聞いてみましょう。教材として臨床の映像を活用する講義もあります。実際の場面を見ながら自分の知識を関連づけていくことができると、楽しく理解を深めていけると思います。

4 「演習」での学び方

1 実際の患者さんをイメージして練習する

「演習」とは、少人数グループで看護の知識・技術・態度を学ぶ授業です。多くは、看護に必要な技術を習得するための場となります。実際の患者さんに看護援助を提供する場面は、とても緊張します。そのため、できるだけスムーズに実施できるよう、演習で技術を習得しておくのです。「この技術でポイントとなる部分はどこか?」を理解して、確実に実施できるようにしていきましょう。

すでに講義で説明されている「この技術を実施する理由」を改めて思い出し、実際の患者さんに看護援助を提供するイメージをもちながら練習していきます。看護援助の技術は、初めて実施するものばかりで、最初から上手にできる人は多くありません。しかし、技術は何事も練習しなければうまくならないので、できないことを恥ずかしがらず、練習を積むことが大切です。学生同士で技術を確認し合って、お互いが上達していくことができたらいいですね。

② 患者さんの安全・安楽を最優先に

看護援助の技術は、各学校で「技術試験」として習得状況を確認します。①基本的な技術を確認するものと、②事例を設定して、その患者さんに技術を実施する場面で確認するものがあります。どちらも練習が必要ですが、②では、看護の対象が人間であり、人間はその人それぞれで違うこと、病状もさまざまであることから、状況に応じて都度、技術の方法を変化させる必要があります。焦ると何が正解なのかわからなくなるかもしれませんが、どんな場面でも、患者さんの安全や安楽を一番に考えて技術を実施するということを忘れないでください。それができれば大丈夫です。演習を通して、適切な看護援助の方法を確実に身につけていきましょう。

③ 練習時間の確保

演習では、看護援助の技術について丁寧さ・素早さ・正確さを求められます。また、普段の生活で経験しないような動きもあり、練習が不可欠です。ほかの授業もあって大変ですが、練習時間を確保できるように自分で調整しましょう。技術を練習する際には、常に「この看護技術で大切な部分はどこなのか」を考え、効率的に習得していきましょう。

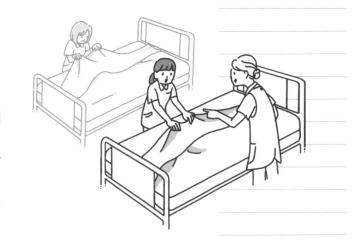

5 「演習」で学ぶ面白さ

① リアルな経験が技術の上達につながる

演習は少人数のグループで実施することが多く、メンバーで意見交換をしながら、お互いに成長していくことができる場です。メンバーの新しい一面を発見したり、さまざまな意見を聞いたりすることで、自分の考えの

幅を広げる機会にしていきましょう。メンバーでワイワイと話しながら学べることも魅力ですね。

また、演習では、自分が患者さんに看護援助を実施することがイメージしやすいので、看護師に近づいているという実感が得られるのではないでしょうか。自分が患者役になり、メンバーの看護援助を受けることもありますので、「患者さんはこんな風に感じるのか」「こうしてくれると楽だな」ということも実感できます。その経験からも、自分の理解が深まり、技術の上達につなげやすくなります。

6 「実習」での学び方

1 知識と技術を統合する

看護の学習では「実習（臨地実習）」を重視します。看護は「実践の科学」ともいわれ、看護教育に関する国のガイドラインでも、実習は「知識・技術を看護実践の場面に適用し、看護の理論と実践を結びつけて理解できる能力を養う内容とする」とされています。

実習では、本当の患者さんやケアの対象者がいる現場へ行き、みなさんが実際に看護を提供します。どんな看護実践を学習するのかによって実習先は異なりますが、ここでは病院での実習をイメージしてみましょう。実習で求められるものは、「講義で得た看護の知識」と「演習で得た看護実践の技術」です。知識と技術を合わせて、本当の患者さんに看護を提供することになります。そして、実践を通して、さらに知識や技術の学びを深めていくのです。

2 実習の流れ

まず、実習に行く前に、自分の頭の中で学習内容を整理しておくことが大切です。知識をもって臨まなければ、実習指導者の看護師が何をしているのかわからないまま実習を終えることになります。また、必要な技術をしっかり練習しておきましょう。知識と技術の準備をして実習に臨めば、日々の学びが多く、理解が深まります。

実習期間は学校によって異なりますが、ひとつの実習場所で2～3週間かけて学習することが多いようです。一日の流れを説明すると、9時頃から16時半頃まで、ベッドサイドで看護を実践しながら学びます（→ p.18 参照）。その後、「実習記録」を書きます。実習記録は、一人ひとり違う個

性をもった患者さんの看護を具体的に計画し、計画に基づき実践した結果から、さらに適した看護を考えるために必要なものです。また、自分の学びを記録に残しておく意味もあります。実習記録はとても時間がかかって大変ですが、自分の考えを具体的に表現することを意識して作成しましょう。

3 経験を共有して学びを深める

実習ではすべての経験が学びになります。教員や実習指導者から学ぶのはもちろん、患者さんの反応やグループメンバーの経験を共有することが大きな学びにつながります。たとえば、グループメンバーの誰かがアドバイスを受けたときに、それを共有すれば全員の学びになり、さらにほかの部分のアドバイスをもらえるようになります。実習をスムーズに進めるためにも、共有を意識して行動しましょう。

実習では、患者さんや実習指導者、医師など、さまざまな人とかかわるので、「社会人基礎力」(→ p.19 コラム参照) が求められます。あいさつを基本として、自分の考えを明確に伝えるなど、主体的な行動が求められる点も意識しましょう。医療現場では、「報告・連絡・相談（ほうれんそう）」など、関係者との意思疎通が図れなければ、医療事故につながる可能性があるので、特に注意してください。

7 「実習」で学ぶ際の留意点

1 実際の患者さんを前にするので緊張が高まる

どんな人でも、初めてのことを行うときは緊張します。しかも、本当に具合が悪い人にかかわるのですから、「自分が何かをすることで悪化させてしまったらどうしよう」「失敗してしまったら……」と考えて、さらに緊張が強くなるでしょう。これは当然のことです。

しかし、過度の緊張は技術の失敗につながりやすいものです。これを防ぐためには、十分な準備をするしかありません。実習先で「もっと学習しておけばよかった」「もっと練習しておけばよかった」と後悔しないように、準備の時間を確保して、必要な知識や技術を備えた状態で実習に臨みましょう。努力は自信につながり、緊張を和らげることにもなるので、とても重要です。

2 看護実践では早い思考を求められる

患者さんの状態は常に変化しており、前日と比べて悪化することもあれ

ば、少し回復していることもあります。そのため、予定していた看護援助の方法が適切ではなくなってしまうこともあるのです。タイミングを逃すと適切な援助を行うことが難しくなる場合があるので、臨床では、考えを早くまとめて実践する必要があります。

学習者のみなさんにとって、すぐに早い思考を行うことは難しいでしょう。ですから、「この場面だったらこうしよう」「このような状態も考えられるから、そのときはこうしていこう」というように、状況の変化を予測しながらいくつかのパターンで看護援助の計画を立てることができたらいいですね。そのためには、やはり、患者さんを理解するための知識が必要になりますので、事前の学習が大切です。

③ 援助の必要性や実施の理由を十分に理解しておく

適切な看護援助を行うためには、「なぜこの看護援助が必要なのか？」「実施することで、どのような影響があるか？」「どのような効果が期待できるのか？」を明確にしておく必要があります。間違った看護援助を行えば、患者さんの体調を悪化させたり、他の傷害を与えたり、場合によっては、患者さんが本来もっている力を低下させてしまう可能性もあるからです。

まずは、人間の解剖生理や、患者さんの病状を理解し、その知識をベースに看護援助の必要性を考えていきます。今まで講義で学習してきた知識を総動員することになるので、大変だと感じるでしょうが、実習に臨むときには不可欠です。一つひとつ、看護援助の必要性を理解しながら準備できるといいですね。

④ 体調や時間、感情などの自己管理が必要となる

ここまでの話で、実習が大変だと感じる人も多いかもしれません。たしかに実習では、ストレスを感じたり、生活リズムが変化したりして、体調を崩してしまう人もいます。また、不足している学習のアドバイスを受けたり、患者さんの気持ちを直接お聞きしたりする中で、感情を揺さぶられることもあるでしょう。しかし、どんな場面でも学びにつながるものが多く存在していますので、乗り越えることが成長につながると信じて、自分をコントロールしていきましょう。

実習では、患者さんの一日の流れの中で、必要な看護援助を実施しながら、教員や実習指導者の指示を受けて、グループで行動することになりま

す。時間管理が重要になるので、前もってそれらの動きをイメージしておくことをおすすめします。

5 報告・相談のルールを守る

実習で特に注意しなければならないものに、インシデントがあります。ごく簡単に言うと、「本来、患者さんに実施しなければいけないことをしなかった」あるいは「実施してはいけないことをしてしまった」などの事象が発生したか、発生しかけたことを指します。看護学生は何事も一人で実践することは禁止されていますが、患者さんに頼まれて、簡単なことだったので、つい引き受けてしまったということも、インシデントとなります。

実習に臨む前に必ず説明されると思いますが、緊張のため、忘れてしまうことがあります。インシデントを防ぐため、行動する前に必ず実習指導者や教員に報告することをルールにしましょう。また、実施したことはすべて報告するので、実施の前後で必ず報告することになりますね。何を報告・相談すべきかを判断することも、みなさんには難しいと思います。迷ったら相談するほうを選んでください。教員や実習指導者からアドバイスを受けたときは、グループで共有しますので、遠慮せず伝えましょう。

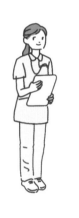
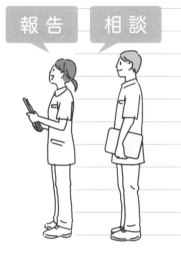

報告　相談

8 「実習」で学ぶ面白さ

1 努力の先にある達成感

実習では、これまでの学習がすべて患者さんへの看護に通じていると感じられますし、看護援助を実践することで看護師に近づいている自分を実感できるでしょう。患者さんが回復していく様子を目の当たりにすることや、患者さんのやさしさに触れることも多いでしょう。実習には、そこでなければ得られない貴重な瞬間がたくさん存在しています。

一方で、こうした達成感や充実感は、努力をしたからこそ感じられるものです。みなさんが、どれだけ真剣に取り組めるかということが一番大切になると思います。

先輩学生からのエール

　私は、高校時代のテスト前にしか学習をしない習慣を変えたいと思っていたので、看護学校への入学を機に「将来の自分につながる学習だから」と、授業中は集中して聞き、試験前は計画的に勉強するようにしました。

　1年次では特に、「解剖生理学」を集中的に勉強したので、その後の医師による授業「病態生理治療学」が理解しやすくなり、そこから続く「看護」も、つなげてわかるようになったと実感しています。勉強のポイントを以下にまとめてみます。

① 1年次の「解剖・生理」の段階からしっかりと勉強しよう：1年次のうちに修得を目指す！

② 勉強は計画的に取り組もう：その日のうち＋週末＋試験10日前からコツコツ準備する！（毎日ノート整理をするのが難しけれ

ば、週末に時間を決めて繰り返すとうまく習慣づけられます）

③ 実習中は睡眠時間を確保して、眠れるような工夫をしよう：入学が決まったら、体調管理のために睡眠はしっかりと最低5時間はとる！

④ なりたい自分に近づける行動をしよう：社会人になる前の最終学年では特に積極的に行動しよう！

　1年次からの取り組み方が最終学年にまで影響するので、最初に努力しておけば徐々に大変さが緩和されます。逆に「高学年になってから頑張ろう」と、のんびりしている人ほど、低学年次の復習がキツくなります。「ほぼすべての科目が関連し合う」と意識しながら頑張ってください。

（看護専門学校3年次：N・T）

高校までの勉強と変わるところ

1 看護学校とは

　看護学校は、高等学校の課程修了以上の学歴を必要とする高等教育機関です。そのため、高校までとは違う授業への戸惑いが生じるのが一般的なようです。これは、医療系以外の一般の大学に進学した場合にも、いえることです。

　たとえば、以下のような事柄です。

　ア：授業内容が難しい

　イ：科目が多く試験数が増える

　ウ：授業ごとに担当する講師が多い

　エ：課題や宿題が増える

　看護学校に入学した学生も、同じような感想をもつと思われます。教育の目的が相当ハッキリしているので、中でもア～ウは、より強く感じることでしょう。

2 授業内容と科目の多さ

　看護を提供するための実践力には、医学的な知識が不可欠です。ほかにも栄養学、福祉学、公衆衛生学、法学などによって看護の土台をつくります。また、患者さんと家族を理解するためには、心理学や文化人類学、社会学なども必要ですし、感性豊かな看護師への成長を促す科目も準備されています。

　このように、看護学校での授業は、学生にとって患者さんを理解するだけでなく、自分自身を再発見する機会にもなり、さらには、これからの自分を考えるという成長過程へ関与しているといえます。

3 授業内容のほぼすべてが実践力の素になる

　高校までは授業を受けながら「この知識、いつ使うの？　何の役に立つ

の？」という疑問が湧いてくることがあったかもしれません。さらに一般大学へ進学した場合も、そう感じることがあるようです。しかし、専門資格の教育では、授業内容のほぼすべてが、将来の自分をつくる素となる（活かされる）のです。この点が大きな違いといえます。そういった意味では、授業に対する意識は自然に高まるでしょう。

4 授業の方法

　新しい知識を増やすための方法としては、高校までのように、教室で、皆で一斉に授業を受けるスタイルが代表的です。また、グループで課題を検討して発表するスタイルも経験してきたことでしょう。

　看護学校で初めて経験する授業は、「看護技術の演習」と、病院などの現場で行う「臨地実習」でしょう（→ Lesson 8 参照）。臨地実習は、患者さんと実習指導者の看護師の協力をいただきながら進める授業です。現場

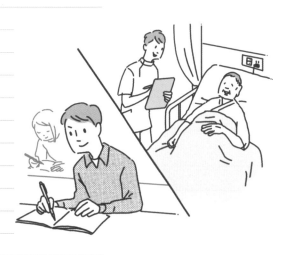

で学修する授業として、履修単位は国で指定されていますので、いかに重要なものかが理解できると思います。一定期間内で、頭・心・体のすべてを使って患者さんや実習指導者とかかわるので、主体的な取り組みが求められる、ダイナミックな授業といえます。

　学内で行う演習は、臨地実習の準備段階にある授業と解釈してください。いかに臨地実習を意識して演習に取り組むかで、実習現場での成果が違ってきます。

5 勉強の方法

　これまで紹介した特徴から、「授業は実践に活かすもの」ということがわかったと思います。同時に、「これまでの勉強法で大丈夫なのか？」と、問い直すときでもあるのです。専門分野の力をつけるには、自分の理解度合いを知って授業に臨むことが、その後の道を拓くターニングポイントとなります。簡単に表現すると、自身の姿勢を、「受け身」から、積極的に参加する「攻め」に転換させるということです。

1 授業の要点は自分でつかむ

　教員が板書したものを転記する。パワーポイントで映し出されたものを穴埋めする。指示された所を読み、指示されたことをメモする。これらは、一斉授業でよく見られる様子です。しかし、高等教育では、教員が学生の行動を指示することは格段に少なくなりますので、学生自身が要点を見極めて書き残すことが必要になります。また、科目が増える分、教員・講師の人数も増え、それだけ授業の進め方や伝え方にバリエーションが加わります。その意味でも、要点を自分でとらえるトレーニングを繰り返すことが求められます。

2 理解度合いをセルフチェックする

　授業の内容が難しくなると、学生個々で理解の度合いが違ってきます。疑問を抱いた部分には印をつけ、後で質問したり調べたりすること、「これって何だろう」と気にするスイッチを増やし確認する行動を習慣化させることが、自分の頭づくりにとても役立ちます。

　また、予習・復習は、いうまでもなく理解と定着に効果があります（→ Lesson 10 参照）。特に、解剖生理の基本は入学前に済ませておくと、入学後の学習内容へスムーズに移行できます。授業が進むにつれて、それぞれのやり方で理解を深めている学生たちの姿が見え、頼もしさを感じます。

3 座学と技術演習との違い

　まず、「新しい知識を理解するための勉強」と、「技術の勉強」との違いを知っておきましょう。

　座学の授業では「技術を実行するための知識」を学びます。たとえば、身体を拭くという技術に必要な知識は「皮膚の解剖生理」「汚れが洗浄される化学反応」「身体を拭く際の摩擦」「患者の心身への効果」などです。さらに、これらの知識を関連させながら、安全で心地よい「身体を拭く技術」の計画書を作成します。ここまでが座学で行うことです。

　技術は、知識をもとに動いてみるという少し高度なものです。最初は流れをイメージして、次に動いてみます。多くの場合は、思い通りに動けないものです。いわゆる「頭ではわかっているけれど」という現象です。ただ単に動くだけでなく、そこに「相手のためにどう行動するか」という相手の存在と反応が加わります。一方的な行動ではなく、「やり取りする」

という相互性が発生します。練習は、最初に基本的な動き、そして相手を意識した動きへと変化させると効果的です。

技術の習得（勉強）は「何度もやってみる」ことが一番です。さまざまな教材を使いながら工夫を繰り返し、よりよい技術に仕上げていきましょう。

6 成績（評価）

座学の授業では、高校までと同じように「新しい知識を覚えたか」「新しい知識を使って応用問題を解けるか」という力を主に評価します。評価は、科目修了時に1回で行う、途中段階でミニテストなどを行い総合点とする、あるいは2つの方法を合わせるという、大体3つのタイプに分かれます。たとえば「解剖生理学」では、非常に範囲が広く難しい名称・機能をたくさん覚えるので、多くの学校では全範囲を2〜3回ほどの期間に分けて試験を実施し、合計点で成績を決めています。

一方、実習の評価は、目標（臨床実践能力）を細分化した内容で構成されます。学校によって内容は多少違いますが、一般的には「患者理解（病態、年齢、生活への影響）」「必要な援助計画」「安全・安楽な援助の実施」「チームメンバーとしての役割遂行」「学習への取り組み姿勢と倫理的行動」などを合計して、成績が決められます。つまり、実習では、筆記した成果物のほか、「行動そのもの」が評価の重要事項となるのが特徴です。

座学・実習ともに、評価の前提条件として「出席時間」の基準を満たすことが必要とされる場合が多いので、覚えておきましょう。

学習習慣をつける
―予習・復習のすすめ

1 看護学生の勉強とは

　看護学生は、看護師になるための国家試験に向けて、1年次から多くの勉強量が求められます。科目数も多く、定期的に試験があります。高校までとは勉強の仕方が変わってきて、覚えることも格段に多くなり、それらの知識を統合して考え、判断していくことが増えます。そのため、自らの課題を認識して、解決に向けて主体的（能動的）に学ぶ姿勢が必要となります。毎日コツコツと予習・復習することは、とても大切です。自分の今の実力がわかり、足りないことに取り組む手がかりになります。

　また、教室での学習以外に、病院や施設などでの実習も必須です。患者さんを受け持ち、必要な援助を考えて実施するのですが、実習は、看護学生時代の最大の難関でもあります。このとき、基礎的な知識をどれだけ身につけて、それを使える準備ができているかどうかが、結果に大きく影響します。実習での学習がスムーズに進むように、毎日の学習習慣を身につけましょう。

2 予習編

　予習とは、「まだ習っていない授業内容を前もって整理し、予備知識を仕入れる作業」です。予習によって授業の理解度が上がってくるので、授業内容に対する「気づきの力」が高まります。疑問に思うこと（問いを立てること）や調べることが増え、主体的（能動的）に学ぶようになるため、幅広い知識を得られます。

① どんな勉強をするといいの？

　まず、取りかかりやすいのは、これから近いうちに始まる授業内容です。たとえば、明日予定されている授業内容から始めてみましょう。場合によっては、苦

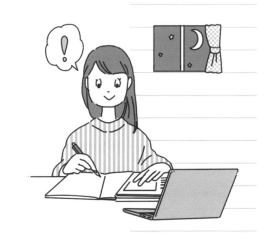

手だと思う科目から始めるのもよいでしょう。おすすめは、「毎日予習に1時間使う！」などと、長く継続できそうな目標を決めることです。「継続は力なり」というのは本当です。自分なりの勉強ペースをつくりましょう。

② どんな方法で予習するの？

> 勉強すればするほど、
> 問いが増える！
> それが「学びを広げる」
> ということ

シラバス（講義の予定表）などを参考にして、予習する範囲の教科書を読み進めましょう。わからない用語があれば、意味を調べてメモしておきます。また、理解が難しい文章や疑問に思った部分には、下線を引いたり、付箋を使ったりして、目印を残しておきましょう。これによって、目的をもって授業に臨むことができ、授業中の集中力が増します。

時間がないときは、シラバスだけでも目を通しておきましょう。シラバスには学修目標や内容、準備学習が書かれています。シラバスを見るだけでも、その科目を学ぶ思考のモードに切り替わり、授業に入りやすくなります。

3 復習編

復習とは、「授業で一度学んだことを繰り返して勉強すること」です。授業内容について理解を深め、知識を定着させる助けとなり、学力のレベルアップが期待できます。

人間の脳は、どれだけ大切なことでも、記憶が定着しなければ自然に忘れていきます。1時間経過すると半分以上は忘れるといわれていますが、完全に忘れる前に復習することで、効率よく暗記（記憶）することができます。さらに、繰り返し復習することによって、長時間経っても、少しの復習で思い出せるようになります。

> 長期記憶として定着させるには、完全に忘れる前に復習すること！

一度覚えた内容も1時間後には56％、1日後には66％忘れてしまうという研究結果。「節約率」とは、忘れた知識を再び記憶しようとした場合に、当初と比べてどれくらい時間を節約できているかを示すもの。「人は時間とともに記憶を失っていく」と考えるのではなく、「忘れやすさ」を踏まえて、復習にかかる時間を示したグラフととらえよう。

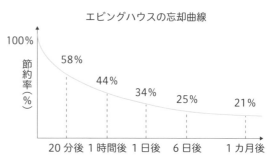

エビングハウスの忘却曲線

節約率（％）

100%　58%　44%　34%　25%　21%

20分後　1時間後　1日後　6日後　1カ月後

❶ どんな内容を復習するの？

　授業で学んだ内容を繰り返し復習しましょう。特に、授業中にわからなかったところを調べ直したり、教わったところをなぞったりすることで、深く理解できるようになります。新たに出てきた疑問については、次の授業で教員に聞いてみましょう。

調べたことを資料やノートに書き残すと、後で役立つ！

　「主体的」「能動的」に授業を受けていると、学ぶことが楽しくなります。教員が「ここは大切！」「この内容は国家試験に出題されているよ！」と話したところは、必ず復習しましょう。

❷ どんな方法で復習するの？

　知識のインプットに時間をかけず、短時間でも何度も繰り返すこと、復習回数や練習問題を解く回数を増やすことのほうが効果的だといわれています。遅くとも、その日のうちに一度目の復習を行いましょう。さらに、1週間後、1カ月後と繰り返し行うことで、忘却を防ぐことができます。復習をしなかった場合と比べ、記憶の定着率は3〜4倍よくなるといわれています。自分のやり方を見つけ、焦らずにコツコツ継続しましょう！

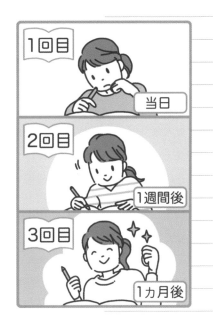

　復習したことをアウトプットする機会をつくると、さらに定着率が向上します。たとえば、復習内容について同級生に話す、復習した内容のポイントをノートに書いて、覚えているか確認するなどです。

　授業で使われる資料の多くは、パワーポイントで作成されています。要点が書かれていますが、教員が強調したところをメモしておかないと、後で見直した際にどこが重要ポイントなのか、わからなくなってしまうことがあります。授業中は教員の説明をよく聞き、重要ポイントや調べる内容をメモし、付箋に残すなどしておくと、復習しやすくなります。

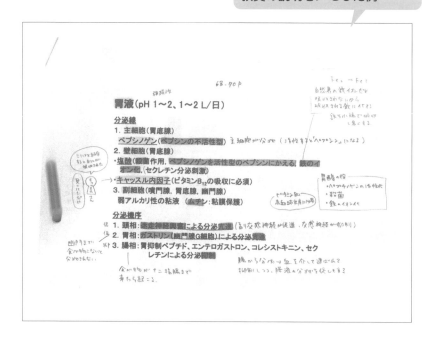

パワーポイントの資料で、重要ポイントにマーカーを引き教員の説明をメモした例

　1年次で身につけたいのは、なんといっても「人体の構造と機能」の知識です。循環器や消化器などさまざまな分野の疾患や看護を学んでいく際に、それらを理解するベースとなるからです。

　「人体の構造と機能」をマスターしているかどうかで、その後の専門的な学習（病態生理、治療、看護等）を理解するスピードが大幅に違ってきますから、しっかり復習して身につけましょう。

　また、患者さんに安全・安楽な援助を提供していく際の基礎になりますので、それを常に念頭において復習しましょう。学習習慣が身につくと、理解していく楽しさを感じられること間違いなしです！

繰り返し勉強する人がやっぱり強い!!

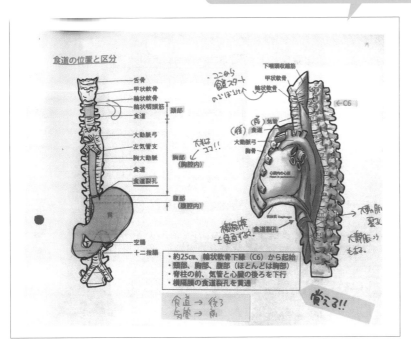

器官の位置関係や重要ポイント、
「覚える!!」のメモを書き込んだ例

4 予習と復習はどちらが大切？

　看護学校の先輩たちに聞いたところ、結果はダントツで「復習が大切！」
でした。授業内容をもう一度自分で見直し、調べ直す作業は、理解が深ま
り記憶が定着しやすいとのことです。また、復習は予習と違い、一度授業
で学んだことの繰り返しなので、取り組みやすいという声が多くありまし
た。予習・復習の両方が難しい場合は、復習だけでも頑張りましょう！

教科書や資料の読み方

1 教科書の読み方

　看護学校は授業科目が多いことはお伝えしましたが（→ Lesson 7 参照）、当然、教科書の数も高校までと比較にならないほど増えます。1つの科目に参考書が複数指定されることもあります。さらに、授業内容はどんどん進みますので、読み方の工夫は必須です。いくつかの方法を紹介しますので、高校までのやり方を思い出しながら参考にしてみてください。看護という新しい世界のことを盛りだくさんに語っているのが教科書ですから、楽しみながら読むことをおすすめします。

1 見出しに注目しよう

　教科書の細かな内容に入る前に、まずは見出しに注目しましょう。どんなテーマが授業で話されるのかを、あらかじめ頭に入れておくことで、「構え」ができ、説明が始まったときの興味・関心が強くなります。予習の時間がないときには、この作業だけでも授業の準備として有効です。

2 要点を強調しよう

　専門的な内容に期待しながらも、教科書は文字数が非常に多く、変化に乏しい単調な印象があるかもしれません。そのままの紙面では、試験勉強のときに圧迫感を抱いてしまう可能性があります。これを解決するには、授業中に教科書に変化をつけて興味を引くようにしておくことです。要点にあたる所には、色をつけておきましょう。要点は、複数の段落を含む文章全部ではなく、キーワードの部分に太い線で色づけし、説明の部分は細い色づけをするなど、強弱をつけておくとよいでしょう。

3 「？」「！」を多く生み出して、書き留めよう

　授業を受けながら、教科書の内容と教員の説明に対して「え、そうなの！こんなことになっていたのか?!」と頭の中で反応してみましょう。授業内容に入り込み、頭の中で反応することは「引っかかり」を生み出すため、考える頭づくりに効果的です。

また、教科書でわかりにくい言葉があれば、すかさず「波線」や「☆印」などを記しておき、あとで調べる準備をしておきます。そのときに大事なのは「わかったつもり」にならないことです。看護師として働くときには、特にこの引っかかりが必要です。「知っているつもり、わかったつもり」が、医療事故につながることもありますので、看護学生時代からの「え、これ何？」という引っかかりづくりを繰り返すことが将来の思考に役立ちます。

4 段落の内容をひとことで表現してみよう

ひとつの段落の内容をひとことで表現してみましょう。それを段落横の余白にメモしておくことで、見返すときのオリジナルな見出し（タイトル）になります。これは、臨地実習で、教員と実習指導者へ報告するときの「要約して伝える力」を備える練習にもなります。

2 資料の読み方

資料は、教科書の内容をしっかり理解して定着させるために、とても効果的な教材です。「え、そうなんだ！」という発見と深い理解につながります。資料は、教科書をわかりやすくしてくれる大切な助っ人なのです。

「教科書の読み方」で紹介したように、資料にも変化をつけておくとよいでしょう。たとえば「表」は、多くの場合、比較を示しているので、複数の違いのポイントに色をつけましょう。「○○が違う！」と書き込むだけで印象が強くなり、要点を思い出しやすくなります。復習と試験準備のときには、ぜひ、資料を活かしてほしいと思っています。

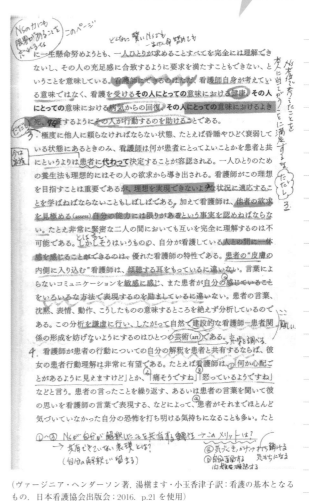

教科書に「波線」や「？」を書き込み、引っかかりを残した例

（ヴァージニア・ヘンダーソン著, 湯槇ます・小玉香津子訳：看護の基本となるもの. 日本看護協会出版会：2016. p.21 を使用）

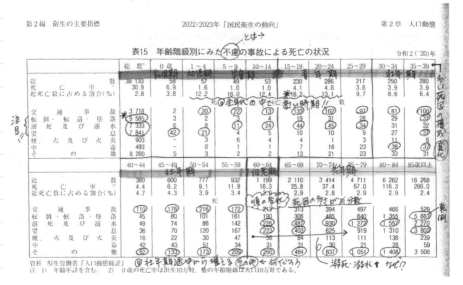

資料の内容を補足したり「？」を書き込んだりした例

（厚生労働統計協会：国民衛生の動向, 2022/2023. 2022. p.60 を使用）

　授業では、教科書を使わずにパワーポイントだけで進める場合もあります。パワーポイントは、多くの場合、教科書の要点を整理した内容になっていますので、資料ととらえ、「教科書のほうが詳しい」と考えましょう。復習と試験勉強には、教科書で理解を深めるという作業が効果的です。

3　教員のエピソードに注目

　教員は授業で、自身が看護師として働いていたときのエピソードを紹介することがあります。教員が生き生きと語るその内容に、みなさんもきっと刺激を受けることでしょう。そのエピソードを「どう聞くのか」が重要です。現実の看護現場の様子を知ることもできますし、教員の「看護に対する姿勢や考え方」が読み取れることもあります。さらに、授業内容をより深く理解する機会にもなり、試験勉強のときには、ひもづけされて思い出す助けにもなるでしょう。臨地実習で活用できる、価値の高い教材といえます。

ノートの取り方

みなさんが授業中にノートを取っているのはなぜですか？ また、高校までの授業で、どんなことをノートに書き留めていたでしょうか。ここでは、看護学校でのノートの取り方について、その特徴を踏まえた基本的な考え方やポイントをお示しします。

1 ノートを取る理由

看護師になるためには、102 単位以上の専門科目を 3 〜 4 年かけて学びます。時間が膨大なだけではなく、人々の命や健康に関係する専門的な内容ばかりですから、これまでに聞いたことのない専門用語や専門家としての考え方を学び続けることになります。

小学校から学んできた国語や算数などは、教育課程が進むにつれて難しくなりますが、その難しさのステップとは若干違います。授業で学ぶ知識のほとんどは、臨床現場で行う実習に活かすためのものですから、「いかに理解して実践に活かせる状態にしておくか」がポイントになります。頭の引き出しをしっかりつくり、引き出しを開けたら必要なものが出てくるように備えるのです。そのためには、日々の授業を効果的に受けることが大切になります。

多くの看護学校では、授業の 1 コマは 90 分間で、高校までよりもかなり長くなります。最初のうちは、集中を続けて授業の内容を理解することに少しハードルの高さを感じるかもしれませんね。耳慣れない専門用語を覚えるだけでも大変なうえ、それを「理解」するのですから、授業中の教員の話を集中して聞くのと同じくらい「ノートを取る」ことが重要になってきます。

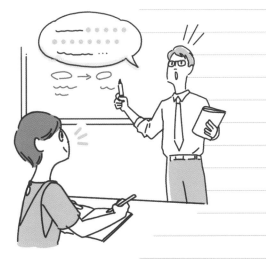

また、人間は、聞いたことを覚えているつもり

でも、1時間後には半分以上忘れてしまうのですから、新しい知識を留めておくために「ノートを取る」ことは、「人間は忘れることが前提」という習性（あるいは、脳の機能）からしても、とても重要な手段といえるでしょう。

2 何をノートに書くのか

「ノートを取る」とは、「知識として得た情報を記録する」ことであり、その後の看護実践に活かすものです。つまり、自分が患者さんに看護を提供するために行っています。「ノートを取る」こと自体が目的やゴールではないことに留意してください。

一番大切なのは、書き留めたノートを読み返したときに、「役立つメモ」になっているかどうかです。授業中の説明は専門性が高いので、その一言一句を書き取ることは困難ですし、整った文章で書き留めることは、むしろ合理的ではありません。書き留めるポイントは、「キーワードや重要な言葉だけをメモする」「箇条書きで止める」ことです。限られた時間の中で、いかに素早く内容を書き留めるかが大事なので、長い文章で書く必要はないのです。

1 ノートを取る内容

a. 耳で聞いた説明ではわからない事柄

聞き慣れない言葉は、聞き流さずにメモしておきましょう。「漢字？英語？」と変換すら思い浮かばないこともありますので、後で正しい表記と意味を調べます。

b. 教員が補足（追加）説明した内容

教員が、作成した資料の「太字」や「穴埋め」部分について追加説明していたら、すかさず書き留めておきましょう。理解が深まり、後で読み返したときに、主要な事柄と関連づけて記憶がよみがえりやすくなります。板書された内容よりも、口頭で話した内容のほうが重要なことは少なくありません。

③注意・記憶・時間・空間の概念

なぜ小学校入学は6歳？
1つのことに注意が向けていられる時間　　3歳（15）分，5歳（30）分

ならば，私たち病院で心がけることは？

Vコミュニケーション機能

子どもがはじめて意味のあることば（初語）を発する時期は？（7ヶ月～1歳6ヶ月）歳
1歳～1歳半：「マンマ」「ワンワン」単語が発達・・・（　　）語文
2語文：1歳半から2歳の間

教員が説明した重要ポイントを短い言葉でメモした例

c. 教員が話した「エピソード」や「雑談」

　教員は、授業内容に関連したエピソードを話すことがあります。看護師としての経験上の内容が多いので、とてもリアルで興味を刺激されます。ついつい聞き入ってしまうのですが、話の合間にメモを取っておきましょう。みなさんの看護観（看護に対する思い・考え）に役立つと同時に、授業内容の理解を助けてくれます。

d. 教員が「大事だよ」と言った内容、強調している内容

　教員は、ストレートに「ここが大事！」と言わないかもしれません。その場合でも、「声が大きくなった」「表情が変わった」「何度も繰り返している」など、強調のサインを見逃さないようにしましょう。

e. 思い出すためのきっかけ

　後で見返したとき、授業内容がパッと思い出せるように、余白を利用してメモしておくのもおすすめです。たとえば、教科書等のページ数、推測したこと、自分がイメージした内容などです。その日のうちに見返すことが、知識の定着として重要になることは想像できますね。

2 「役立つメモ」とするために

a. 予習で授業要点に注目

　あらかじめ要点がわかったうえで授業を受けることで、ノートが取りや

すくなり、より理解が深まります。

b. 文字情報以外の工夫

　色や下線（二重下線や波線）、自分だけのマーク（✿：重要、👀：調べる）で強調しましょう。また、「重要なところ」「テストに出る」「国試に出る」ところは、赤色カラーペン1色などの工夫も効果的です。好みのシールを貼る（気分を上げ、授業を楽しむ）、イラストを描く（イラストが得意な人にはおすすめ）などもいいでしょう。資料に空欄が設けられている場合、（　　　）内に書く色はオレンジや赤にしておくと、「赤シート」を重ねたときに見えなくなるので、テスト勉強がしやすくなります。ただし、ノートはあまりカラフルにしすぎないほうがいいでしょう。何が大事かわかりにくくなる場合があるからです。

3　授業のタイプごとのポイント

1 講師作成のパワーポイント資料のみの授業

　後で読み返したときに、確認するものが資料の文言だけになってしまうと、授業内容を思い出すキッカケが少なくなります。そのため、授業中に自分が書き加えたメモが重要になります（→ p.46, 47 参照）。

2 教科書のみの授業

　教科書にメモを直接書き込むか、付箋に書いて貼りましょう。特に、教科書に掲載してある表などについては、教員の説明などを書き込んで、データの意味を読み取りやすくしておきましょう（→ p.49, 50 参照）。

4　まとめのノート

　授業で配付される資料を元に、その要点を別のノートにまとめる、「まとめのノート」をつくるのも有効です。授業中にメモした内容や知識は、まだ「散らばった状態」と考えてください。まとめのノートをつくることは、「自分が理解したこと」と「あやふやなところ」「自分が知らないところ」を区別できるという利点があり、効果的な復習といえます。

　まとめる方法としては、授業で押さえた要点を中心に並べ、次に、調べたこと（明らかになったこと）を加えます。わかりやすい図を見つけたら、それを貼ることで理解が進みます。**付箋を使って重要ポイントを自分で整理し直す**のもよいでしょう。このノートは試験に活かすことができます。

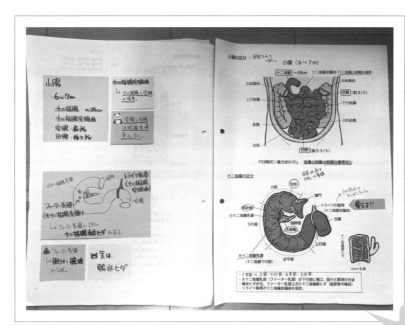

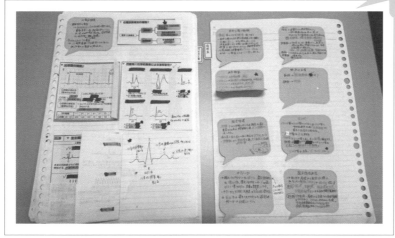

自分でまとめた付箋や
集めた資料を使って
まとめのノートを
作成した例

まとめノートを作成するプロセスでは、手書きやパソコンを使うという、
手指を使った作業をすることになり、脳が活性化して学習にとても効果的
です。

定期テストに向けた取り組み

　看護学校を卒業するために必要な「102単位以上」は、国家試験の受験要件になるとご説明しましたね。ということは、一つひとつの科目終了時には、単位を認定する試験（定期試験、終講試験、課題レポートなど）があるということです。試験日から遡った全体計画を立てて、すべての単位を修得していきましょう。

　試験では、基本的な知識を問う問題と、それらの知識を活用して考える応用問題が出題されます。「看護師になるためには何が大切なのだろう」という視点で授業内容を理解し、定着させる取り組みが必須です。では、効果的な定期テストへの取り組みのポイントを考えてみましょう。

1　定期テストに向けた取り組みのポイント

1 シラバスの確認

　授業の初めに配布されるシラバスをしっかり読んで、「科目の目的」と「科目の内容（大事になること）」をとらえておきましょう。

2 試験スケジュールの確認

　試験スケジュールに沿って対策の準備をしましょう。以下に、時期と方法を紹介します。

a. テスト2週間前頃

　試験範囲が広いものや苦手な科目は、試験の2週間前頃から教科書や資料をよく読み、試験対策用のノートをつくり始めましょう。

　①教科書や資料をざっと眺め、重要点を確認する

　②重要点を試験対策用のノートに色ペンで書く

　③重要点を覚えるための解説を、通常の色（黒）で書く

　④授業中の教員の発言やエピソードを吹き出しなどで書き込む

b. テスト1週間前

試験対策用のノートに、授業中に解いた問題や、国家試験での出題傾向などを加えます。

c. テスト1週間前〜前日

上記でまとめた重要点を覚えます。

2 要点を覚えやすく整理する

試験対策用のノートには、科目ごとに重要なキーワードをまとめておくとよいでしょう。いつでも持ち運べる分量にすると、確認する機会も増やせます。ノートづくりの際は、授業プリントを読み返し、「どこが大事か?!」という視点でキーワードをひろい出しましょう。

穴埋め式のノートを作成し、できるまで何回も解くこともおすすめです。国家試験で「よく出題されている内容」の箇所に付箋を貼ってインデックス代わりとし、そこにキーワードを書いておくのもいいですね（試験だけでなく、実習の事前学習でもすぐに取り出せてとても役立つそうです）。

ノートづくりでは、長い文章ではなく箇条書きにすること、重要キーワードから枝分かれさせて補足内容を書くこともポイントです。

Lesson 13

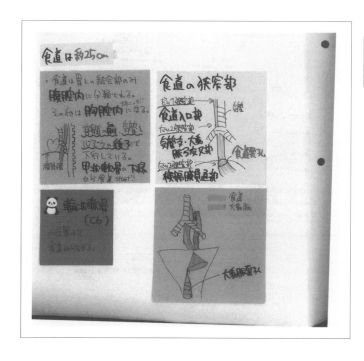

重要ポイントをイラストと短い言葉で付箋にまとめた例

3 整理した要点を記憶に残す

　記憶に残す方法で効果が低いのは、「ただ眺めるだけ」「繰り返し見ることをしない」などの方法です。逆に効果的なのは、「五感を使った方法」です。さらに、2つの動作を同時に行うことで、集中力が増して記憶の収納庫へストックされるといわれていますので、具体的な方法を紹介します。

①授業で書いたノートなどを見ながらまとめのノートを書く
②用語だけでなく画像（イラスト、図）を思い出しながらまとめのノートを書く
③重要事項を声に出して読む
④体を動かしながら（たとえば歩きながら）教科書を声に出して読む
⑤わかったことを何も見ないで書き出してみる
⑥同級生と問題を出し合う

　この中でも「声に出す」方法は、頭が整理されやすいのだそうです。面倒なことを後回しにすると、直前になってあたふたします。焦りや緊張が加わると、理解と記憶に支障が起きて「諦めの気分」を生んでしまうことも……。そんな現象を回避するためにも、以上のような普段の工夫でよい状態をつくりましょう。授業中は、教員の話をよく聞き、授業中に覚えて定着させるつもりで参加するのが一番です。

　看護学校での定期テスト対策は、ハードスケジュールの中で時間管理しながら上手に行う必要があります。専門的な内容の特徴を踏まえて自分の勉強方法を見直し、いろいろと試して、自分に合った効果的なやり方を見つけ出してください。

国家試験の意味

1 そもそも国家試験とは？

　一定水準の専門的知識と技術を必要とする業務に就く者に対して、国が行う資格試験です。日本の看護師免許を取得するための国家試験は、保健師助産師看護師法第三章に規定されており、厚生労働省医政局が管轄しています。また、看護師国家試験は、受験願書を受け取り提出することから始まります。試験は、毎年1回、例年2月中旬頃の日曜日に実施されます。詳細は前年の8月頃に、厚生労働省のホームページから発表されます。1年次のうちから覗いてみて、イメージをもつのもよいでしょう。

2 合格基準には2つの種類がある

　気になる合格基準ですが、「絶対評価」と「相対評価」という2つの基準をクリアする必要があります。看護師の需要に応じて厚生労働省が合格基準を調整していますが、合格率は、2022年度で、なんと90.8％という高い数字です。このことからも、一部の高得点の人だけが合格する試験ではないことがわかりますね（ただし、勉強をしないと確実に落ちます！）。

3 試験の問題数や内容は？

　試験は、午前と午後に分けて問題を解いていく、一日がかりのものです。問題数は全部で240問、マークシートによる解答です。内訳は、「必修問題」（重要な基本的知識を問う問題）が50問、「一般問題」が130問、「状況設定問題」（比較的長い文章の事例を解く）が60問です。

	出題数	合格基準
必修問題	50問	80％以上 （絶対評価）
一般問題	130問	60〜70％前後 （相対評価）
状況設定問題	60問	

　必修問題の合格基準は80％以上、一般・状況設定問題の合格基準は毎年多少の変動がありますが、60〜70％前後が合格ラインと考えましょう。両方が基準に達していることで看護師の資格が与えられるということです。

ちなみに、不合格による再受験は何度でも可能ですが、試験はあくまでも一年に１回。再受験の場合は、新卒（2022年度は95.5％）に比べて合格率が低くなっています。理由は、１年間のモチベーション維持や、自身で対策をして学力を維持し、さらに高めることに困難があるためです。予備校などの機関もありますが、費用もかかりますので、新卒で必ず合格できるように頑張りましょう。

1 必修問題について

　全分野から問われる基礎的な問題で、看護師になるなら絶対に備えておくべき内容です。80％以上の正答率が必須ですから、50問中40問以上の正解が必要になります。

　以下に過去問を示します。人間の身体における血液循環の基礎的な知識を確認する問題です。

24　左心室から全身に血液を送り出す血管はどれか。
　1. 冠状動脈
　2. 下大静脈
　3. 肺動脈
　4. 肺静脈
　5. 大動脈

[正答：5]

（第103回看護師国家試験、午前「必修問題」より）

---

2 一般問題と状況設定問題について

　一般問題は全分野から問われます。状況設定問題は、看護の現場で直面し得る状況から最良な看護を選択したり、正確な知識を使って考えたりする、いわゆる「応用的な問題」です。専門知識はもとより、文章読解力と焦点化・推測力が必要です。また、実践的な力を問われるものも多いので、実習での経験的学習が活かされます。

　以下に状況設定問題の過去問を示します。全身性エリテマトーデスの主要な症状の知識、入院所見情報が正常範囲かどうかの判断など、知識と情報を合わせて「何が起きているのか」を推定する問題で、状況を読み解く力が求められます。

> 次の文を読み119、120の問いに答えよ。
>
> Aさん（32歳、女性）は、営業で外出の多い業務を担当している。1か月前から発熱、倦怠感、関節痛および顔面の紅斑が出現し、近くの医療機関を受診したところ全身性エリテマトーデス systemic lupus erythematosus〈SLE〉と診断され治療目的で入院した。入院時所見は身長160 cm、体重55 kg。血圧142/80 mmHg。血液検査データは、白血球4,400/μL、血小板17.5万/μL、Hb12.5 g/dL、クレアチニン2.5 mg/dL、抗核抗体は陽性であった。
>
> 119　入院時のアセスメントで正しいのはどれか。
>   1. 貧血
>   2. 出血傾向
>   3. 易感染状態
>   4. 腎機能低下
>
> ［正答：4］

（第106回看護師国家試験、午後「状況設定問題」より）

　一つひとつの実習について丁寧に取り組み、積み上げていくことで国家試験への対応力を高めていきましょう。

4　国家試験の対策

　看護師に必要な知識は、形を変え何度も出題されるので、国家試験の過去問題を丁寧に解き、知識を広げたり深めたりする学習をしながら準備することが大切です。過去問題を解くときは、自分の中で問いや疑問を生み出し、それに関する正しい知識を調べて確認し、繰り返して理解度を上げ、知識を定着させていきましょう。

　近年では、知識のみを思い出させるような問題は減少傾向です。論理的思考による解釈や分析が必要な問題が増加傾向にありますので、暗記だけで合格できる試験ではないことに留意してください。

5　国家試験を受けるまでの道のり

❶ 1年次から意識することが大切

　1年次はとにかく「基礎固め」をしましょう。最終学年次から慌てて学習を始めても間に合いません。1年次から余裕をもって行うことが大切です。常に国家試験を意識して授業を受けることも有効です。記憶は短期集中ではなく、長期にわたって復習を繰り返すことで定着し、一度忘れてしまっても、取り出しやすくなります。また、アウトプットが大切なので、「言葉で表現できるか」「人に教え

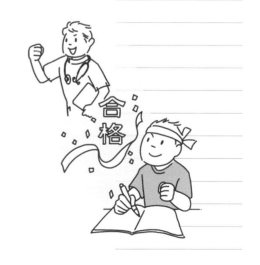

られるか」などと意識して試してみるのもいいですね。

　地道な学習が、国家試験合格につながります。日々学んだ内容について、国家試験の必修問題を解いてみるのもいいですね。低学年対象の模擬試験もありますから、振り返りを必ず行い、定期試験にしっかり取り組むことで、学んだことを確実に自分のものにしていきましょう！

② 2年次は実習との関連を実感しながら

　2年次からは、状況設定問題の過去問題にも取り組むことが可能になります。また、模擬試験を受けたあとは、そのときの自分の力を客観的に把握して、次の模擬試験では、より力を出せるようにしましょう。分野ごとに結果が出たり、前回と比較するデータが示されたりする模擬試験が多いので、目安として活かすとやる気も増します。

　実習での体験（観たり、聞いたり、考えたりすること）は、国家試験の勉強にも役立ちます。患者の症状や状態に応じた看護師の具体的な支援や対応の優先度など、実習での体験を活かして考える問題が多くなっているためです。「これは、実習で経験したな」「看護師さんは、こうやっていた」と気づくことも多いので、実習と国家試験問題の関連性を実感できるでしょう。

③ 最終学年次では対応力を高める

　最終学年次では、春から夏までに多くの過去問題を解き、傾向と対策を探ります。さまざまな形で問われることに慣れたあと、夏休みからは、複数の基礎知識を使って、事例について考え、解答していく段階へ進みます。やみくもに過去問題を解くだけでは本当の意味での知識体系はつくられず、応用力も身につかないので、試験本番に不安が残りやすく、就職後に活かすことも難しくなります。日々、授業や実習での学びを自分のものにして、それを丁寧に積み重ね、国家試験に対応できる力へと高めましょう。

　「ゴールは国家試験合格でなく、その先（就職後）にある」といいます。国家試験に向けて準備した知識や判断力は、就職後の働く自分にとって役立つことは間違いありません。安心して働くためにも、「国家試験という関門」を突破できるように頑張りましょう。

3年：実践の活用

2年：専門基礎固め

1年：基礎固め

Column

看護師と医師との関係

　看護師と医師との「役割上の関係」について、理解しておいてほしいことがあります。法律上のことで少し難しい話になりますが、大事なことですからご紹介しましょう。

　医師法（第17条）には「医師でなければ、医業をなしてはならない」とあり、医業というものの中でも、「絶対的医行為」は医師のみが法的に許されています。代表的な医行為が「処方」と「執刀」ですが、どんなに優秀な看護師でも、この2つを行ってはいけないということです。

　病気の診断と治療法の決定は医師の役割であり、治療法である「薬の処方」や「食事の決定（処方）」などは医師のみが行えます。医師が決定した治療法が、より効果を発揮できるように、対象者を支援することに看護師の役割があります。

　一方、看護師の2つの業務については本文で説明していますが（→ Lesson 1 参照）、このうち「診療の補助」である注射や点滴な

どは、看護師に許されている範囲として「相対的医行為」に該当します。

　このように、役割の区別は法律によって定められていますが、そのうえで次のことを認識していただきたいのです。

　みなさんは、看護師は医師に従う存在だ、というイメージをもっているかもしれませんが、実際には「常に医師の言う通りに動く」わけではありません。指示に従うのは「治療における指示」の場合に限局され、組織の中では命令系統（医師は医師、看護師は看護師）で働く場合が多いのです。看護師は、対象に不利益のないように、対象の「擁護者」としての役割を果たすことがあります。対象の様子や訴えを代弁し、時には医師の決定に反する意見や情報提供をすることもあるのです。看護師が一番大切にするのは「対象者にとってよりよいこと」です。これを忘れないようにしてください。

Chapter

3

✳

看護学生の「生活」について

看護学生の生活を具体的にイメージでき
入学後の新しい生活に
スムーズに適応できる助けとなるような内容を選びました。
勉強と私生活のバランスや
学校生活を気持ちよく過ごすためのマナー、
就職活動に関することなどをご紹介します。

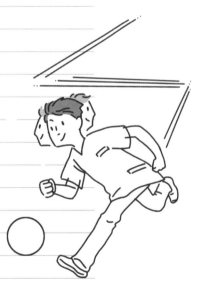

Lesson
15

陥りがちな落とし穴

1 「落とし穴」とは

ここでいう「落とし穴」とは、ついついやりがちなことで、結果、望ましくない結果を招いてしまうことを指します。たとえば、高校までの試験前勉強で陥りやすい「落とし穴」は、一般的に「過去問題だけ解く」「ひたすら暗記」「途中から新しい参考書を加えていく」というようなことが挙げられます。結局は効果的ではないということです。ここでは、看護学校の特性に基づいて、「落とし穴」をいくつかご紹介します。

2 「主体的に動く」ということ

卒業後の看護師の役割を想定すると、学生時代から「主体性」が求められます。ただし、「主体的に自分で考えて行動する」ことの落とし穴は、「考えること」を飛ばして、「とにかく動く」という現象です。やみくもに動くことには、そもそもの目的を果たせるのか、という問題が潜んでいます。

サッカーやバスケットボールでたとえると、ゴールを決める（目的を果たす）には、相手の動きと味方の動きを想定して、パスを含めてボールの行方を描き、作戦を練る（関心をもって考える）必要があります。その段階を経て自分の動きを決めて動く。そして、動きながら周りの様子を見てゴールに向かう（動く）……となりますよね。「とにかく動けばよい」ではないはずです。

看護学校でも、課題を出されたら、まず課題に関心をもち、ゴールを設定してみる。そして、何をしたらゴールできるのかをよく考えます。そのあとに動き、うまくできなければ、ほかの方法を試してみるという試行錯誤（粘り強く続けること）が、よい成果に発展します。

このように、主体的に動くには「関心をもつ→考える→状況を見ながら動く→修正しながらよりよい道を探る」という法則を利用してみるとよいのではないでしょうか。試行錯誤を楽しみながら自分の主体性を育てましょう。

3 成績や合否だけにこだわる

特に技術試験にいえることなのですが、「合格・不合格」という結果にとらわれすぎると、臨地実習での活用が困難になりがちです。「合格でよかった」「不合格でショック」という結果だけに着目する考えから早めに卒業しましょう。

そこで重要なのは、「結果と取り組みの関係を考える」こと。合格ならば「準備学習と練習」の何が効果的だったのかを振り返りましょう。単に「たくさん練習したから」という回数だけでなく、「何を意識したのか、どんな方法がよかったのか」「患者役の相手にとってどうだったのか」という、質の部分も合わせた振り返りが効果的です。

また、不合格にがっかりするのは当然なのですが、落ち込む状態にとどまるのはもったいない話です。何がうまくいかなかったのか、どう工夫すればよいのかを考え、そこをクリアする方向へ切り替えることに意味があり、自身の向上につながります。

また、患者役の学生や教員にフィードバックをもらいましょう。自分では気づかなかったことを発見できます。ここで「自分はやったつもりなのに……」という思いが浮かんできたら、「やったつもりだったけど、それがうまく行動化できていなかったんだな」と切り替えて、「ここに気をつけたらもっとよくなるのか！」と、助言を活かす発想に切り替えましょう。これが「失敗からの学習」として力を伸ばすことにつながります。

4 人と比較する

高校までは、学期ごとの試験結果がクラス順位・学年順位として伝えられることが多く、みなさんも自分の成績が全体のどの辺りなのかを気にしていたのではないでしょうか。高校受験や看護学校受験でも、競争試験が中心だったので、人と比較する思考は知らないうちに根づいているものです。

すべての看護学校が、定期的に順位を伝えているわけではありません。科目によって時間数が違い、前期・後期をまたいで履修する科目もあるため、定期的な区切り設定が難しいことと、「順位だけにこだわるような認識にならないように」という学校側の願いもあります。試験結果をとらえる際に、もったほうがよい視点は以下の通りです。

①点数と同じくらい中身（何を理解したか、どの内容が不十分なのか）に注目する
②試験内容を臨地実習に活かす（暗記で答えた内容をほかに応用する）
③人との比較でなく自分の状態（成長していることは何か、課題は何か）に注目する

　看護学校では、このような視点で試験結果をとらえる習慣をつけていくように期待しています。また、臨地実習でも領域（科目）ごとに成績がつきますが、その評価は、座学の試験以上に、「人との比較」よりも自分の変化をしっかりと見つめ、成長の度合いをとらえるものとして使っていただきたいと思います。

「勉強」と「生活」の両立

　ここでは「勉強」と「生活」の両立について、特に臨地実習期間の過ごし方を詳しくみていきましょう。みなさんの中には、「日々の学習だけでも大変なのに、実習が始まったらどうなるのかな？」と不安な人もいるかもしれませんね。でも大丈夫です！　臨地実習は、みなさんの学習進度やレベルに合う形で計画されています。「看護の学習は積み重ね」ですから、毎日少しずつ学習を重ねていけば怖くありませんよ。

1　臨地実習とは

　臨地実習は、とても重要な学習方法です（→ Lesson 8 参照）。学生がそれぞれ患者さんを受け持ち、患者さんの疾患を理解し、適切な看護援助を実践する、という経験をするわけですから、学べることがたくさんあります。看護学生はまだ資格をもっていませんが、患者さんに実習受け入れの承諾をいただく際には、一定の責任が伴います。学習をさせていただく以上は、しっかり準備をして臨む必要があります。この準備が「事前学習」です。

　また、受け持ちのために準備をしているのは学生だけではないということも知っておいてください。臨床の看護師も、日々、受け持ち患者さんの疾患や治療、検査、薬などについて、情報や知識が不十分なときは、事前に調べて明らかにしたり、必要であれば先輩看護師や医師に確認したりしながら、患者さんを受け持つための準備をしています。

2　事前学習のキホン

　では、事前学習とは具体的に何をするのでしょうか。まずは学校での実習オリエンテーションに参加し、実習の目的や目標をしっかりと把握します。教員から、実習に必要な事前学習課題の提示などがあれば、授業資料を読み返したり、自分なりに整理してまとめたりすると役立つでしょう。

ポイントは、あくまでも自分にとって見やすく、わかりやすく整理することです。インデックスをつけたり、マーカーを引いたり、大事なところには付箋をつけたりして、実習の手助けとなるような事前学習にしましょう。看護学生向けの雑誌などを参考に、実習に役立つ情報やアドバイスを活用するのもおすすめです。

　実習前には、教員から患者さんの情報を受け取ります。入院のきっかけとなった疾患や症状、治療、検査、ADL の状況、現在行われている看護援助などの情報が提示されると思います。みなさんはそこから、既習学習を活かして患者さんの状態を想像し、推測していきます。そうすることで、患者さんについて追加で情報収集したい内容も具体的に出てくるでしょう。さらに知りたいことや気になることが出てきたら、追加で調べます。

　このように、事前学習では既習学習と患者さんの情報を結び付けながら、実習に向けて準備していきます。

3　睡眠と食事をおろそかにしない

　「実習中は寝不足で……」「ほぼ徹夜だった……」など、もしかしたら先輩の話を聞いたことがあるかもしれません。でも実習期間に睡眠時間を確保することは、翌日のパフォーマンスを考えればとても大事ですよね。

　実習中は通常より早く起きることが多いので、夜は早めに就寝できるようにタイムスケジュールを考えます（→ **p.18 参照**）。食事や入浴などは普段より短時間で済ませ、帰宅後に実習関連の記録を書く時間を確保するなど、効率的に時間を使うことが求められます。できるだけ記録を早く仕上げて睡眠をしっかりとると、疲労回復し、翌日の実習に臨むことができます。

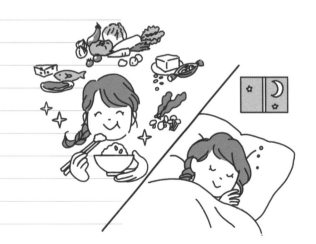

　食事の時間さえ惜しいと思うかもしれませんが、バランスよくしっかり食べることを心がけましょう。おにぎりやサンドイッチなどの炭水化物に偏りやすいので、肉・魚・卵などのタンパク質や、サラダ・煮物などの野菜もプラスできるといいですね。毎食バランスよく摂取するのが難しいときは、一日の中でバランス

が取れるように（朝はあまり野菜を摂れなかったから夕食にはサラダをプラスしようなど）意識するだけでも違います。

　一人暮らしの人は、より意識的に勉強と生活のバランスを取っていく必要があります。たとえば週末に食事を作り置きしておくと、平日の負担が軽くなります。また、時には家事の手を抜いてみましょう！　生活の中で優先順位をつけながら、「実習中の家事は最低限のことだけにする！」と割り切ることも必要です。

4 　実習中の勉強のコツ

1 自分に合った勉強スタイルを見つけよう

　みなさんはどんな勉強スタイルをとっていますか？　帰宅後にすぐ学習するタイプですか？　それとも一度、仮眠をとってから夜中に起きて学習するタイプでしょうか？　自分に合った学習方法を探している場合は、体調を崩さないことを第一に考慮して、いろいろと試してみるといいでしょう。

　テレビやスマートフォンが近くにあると勉強に集中できない人もいると思います。勉強の邪魔になるものは近くに置かない、または離れた場所で勉強に取り組むことを心がけましょう。一方で、スマホの学習管理アプリを活用して、時間を計りながら勉強する方法もあります。スマホを見るなど無駄な時間が減少し、勉強に集中できる人もいるようです。勉強の効率を上げるには、わかりやすく、使いやすい参考書などを用意しておくことも大切です。記録をスムーズに仕上げるためにもおすすめします。

2 実習中や帰宅途中の時間を活用

　自宅での睡眠時間を確保するために、実習中の空き時間を使って記録を書く方法もあります。病棟で看護援助などを実施した後すぐに記録を行うと、記憶も新しく思考の整理がしやすいものです。また、記録方法にSOAP を採用している学校では、アセスメントの方向性を間違えると結果的に記録を書き直すことになるので、教員や実習指導者の看護師に確認しながら進めたほうが、効率がいいこともあるでしょう。昼休憩で食事の後に記録を書くなど、細切れの時間を有効活用する方法もありますね。

　情報収集にも時間短縮のコツがあります。メモ帳にごちゃごちゃ書いてあると、記録用紙に記入する際、必要な情報を探すのに時間がかかってし

まいます。メモ帳にはあらかじめ、収集する情報の項目を書いておいたり、記録用紙の項目ごとにメモ帳を区切ったり、同じ系統の情報をまとめたりすることで、記録用紙の記入時間を短縮できます。

また、実習場所にいる間に情報を整理しておけば、帰宅後は記録用紙に写すだけです。実習帰りの電車移動中などに、その日あったことを思い出しながら頭の中で大まかに流れをまとめておくと、帰宅後すぐに記録を書き始められます。

③ 優先順位を考えよう

「実習中は何をどこまで勉強したらいいの？」という声も聞かれます。時間は有限ですから、時間も内容も優先順位をつけて進める必要があります。ひとつの記録物作成に完璧を求めてしまうと、他の記録物の作成が間に合わなくなる可能性があるので、絶対に今作成すべき記録物とそれ以外のものに分け、優先順位をつけながら進めましょう。タイムリミットが来たら、いったんそこで終わりにして、次に進むことも必要です。

毎日、休まず実習に参加することは、学生が患者さんを受け持つ責任ともいえます。実習を最後までやり切るには、毎日8割ほどの力で持続することも必要かもしれません。

④ 実習と国家試験勉強の両立

実習中は、記録や調べ学習などで時間がかかります。「実習が忙しくて国家試験の勉強ができない」という話もよく聞きますが、実習中は患者さんの受け持ちを通して疾患や看護について実践的に学んでいるので、結果的に国家試験の勉強につながっているのです。特別に勉強時間を設けようとは思わずに、実習の場面での学びそのものが国家試験の勉強を兼ねていると考えてください。

そのうえで、たとえば実習先の分野や診療科に関する国家試験の過去問題を解いてみるのもいいでしょう。実習で出会う疾患の看護や注意点を学ぶことで、実習先でもその知識を活用できますし、同じような状況にも落ち着いて対応できるかもしれません。

電車での移動時間などを利用して、国家試験アプリを使うのもおすすめです。ゲーム感覚で取り組めますし、あらかじめ1回分の時間や問題数を決めておくなど、ハードルを低めにしておくと継続しやすいでしょう。模

擬試験の解答冊子を電車で読み込む学生も
います。参考書より軽く持ち運びに便利な
ので、移動時間の勉強に向いているようで
す。

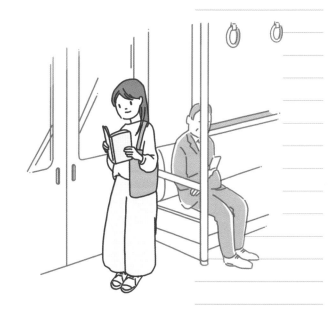

　一方、実習中は国家試験勉強をあえてし
ないと割り切るのもひとつの方法です。期
間中はとにかく実習だけに集中して、終了
後、受け持ち患者さんの経過の記憶が鮮明
なうちに、その領域の状況設定問題や一般
問題を解くと、理解が深まります。患者さ
んを受け持つために学習した疾患、薬、治
療の過程や評価スケールなどの知識をアウ
トプットする機会にもなります。不正解
だった問題はチェックしておき、解説をノートにまとめるなどして自分の
弱点を補強していきましょう。

⑤ モチベーションの保ち方、気分転換の方法

　実習中は緊張やプレッシャーから、精神的につらくなる学生も一定数い
ます。気分が落ち込んだときは、まずはグループメンバーや友だちに話を
聞いてもらいましょう。同じ看護学生なら、実習の大変さやつらさにも共
感してくれるでしょうし、励まし合いながら乗り越えていけるのがベスト
です。それでも解決しないときは教員に相談してください。一緒に解決策
を考えてくれるはずです（→ Lesson 21 参照）。

　また、モチベーションが下がったときは好物の食事やスイーツなどのご
褒美を用意して、やる気を出す方法もあります。一方で、頑張りすぎない
ということも実習を乗り切るうえでは大切です。提出物や学習など、「こ
れだけは」というラインは押さえながらも、自分が潰れるほど頑張りすぎ
てはいけません。領域別実習は長期間にわたりますから、そのような心構
えも必要になります。そして実習が終了した際は、看護のことは少し忘れ
て思いっきり遊び、気持ちをリセットしましょう。そうすることで、また
新たな気持ちで実習に向かうことができます。自分の中で心と体のバラン
スをうまく取りながら、実習という大きな山場を乗り越えていきましょう。

生活リズムを整える

1　看護学生の生活リズムについての課題

　一般学生に比べて、看護学生はカリキュラムが過密で、朝から夕方にわたって授業が組み込まれています。また、専門的技術の習得に加え、国家試験の準備など、多様な学習によるストレスが予想されます。特に臨地実習の時期は、実習に間に合うように移動し、実習を終えれば記録や課題があり、翌日までにはそれらを終えてまた実習に臨まなければいけません。このため、時間管理が必要となり、睡眠不足という事態も考えられます。

　看護学生には、「睡眠不足などで蓄積された疲労」や「慢性的な寝不足による睡眠障害や身体的不調」、それらに伴う「気力の低下」などが発生するおそれがあるとの研究結果も出ています。

2　看護師（看護学生）が生活リズムを整える意義

　看護とは、積極的に人に働きかけて、その人の状態をより健康に安らかに整えていく営みです。その役割を担う看護者自身が健康であることは、必然であるといえます。近い将来、看護の役割を担う看護学生は、自らの健康に関心を示し、それを調整していくことが望ましいのです。「なぜ、体調や生活リズムを整える必要があるのか」という問いに答えるとすれば、以下が挙げられます。

・職業的責務や職業的倫理の点から身につけたい必要な力だから
・自身の体調が悪くては、患者さんを看ることは難しいから
・自身の体調と生活を調整することは、工夫次第でできるようになるから
・この調整練習は看護師となる将来に活かせるから

3 規則的でメリハリのある生活を！

　日々の講義や実習を頑張るために、時にはストレス発散や気分転換も必要です。自分の趣味や好きなこと（推し活動など）でリフレッシュすると、活力が増します。生活を充実させ、学業とのメリハリをつけることはとても大切なのです。

　では、具体的な例で考えてみましょう。看護学校2年生のA子さんとB子さんは、それぞれ授業も進み、課題や定期テスト、実技テストに追われる忙しい毎日です。みなさんはどちらのタイプでしょうか？

1 A子さん

　1年次から週に1回、木曜日だけ、放課後から夜9時までのバイトを入れています。3年生になったらバイトは辞めて、実習と国家試験の勉強に専念するつもりです。朝は早めに起きて、30分間はその日の授業内容をテキストで予習し、軽い朝食をとったら、いざ学校へ。放課後は同級生とお喋りを楽しみ、火曜日と金曜日は図書館で復習。ノート整理をして帰宅します。夜はテレビや録画しておいたドラマを観て23時に就寝。木曜日の放課後はバイト先で夕食をとり、バイトから帰宅したら入浴して、23時には就寝します。

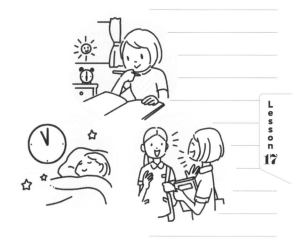

2 B子さん

　バイトはしていませんが、ギリギリまで寝ていたい派なので、朝食はとらずにダッシュで登校。昼休みは同級生と楽しくお喋りしながらランチをするのがとても楽しみ。午後の授業にも集中したいのですが、睡魔に勝てないことも……。放課後、週に何度かは同級生とお茶をしながら共通の「推し話」で盛り上がって帰宅。1年次後半からは、このパターンで過ごしています。帰宅後は、お菓子をつまみながら大好きなドラマ鑑賞。気づくと寝てしまっていることも。それから入浴して課題を遅くまでやってからベッドへ。眠くなるまでのスマホチェックもルーティンです。

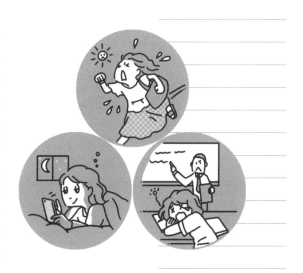

そんなB子さん、最近、胃がもたれ、食欲がありません。あまり食べられないので、疲れやすく、授業中も眠くて仕方ないようです。授業中の集中が続かず、定期テストが心配です。

4 「体内リズム」を知って、生活をコントロールしよう

1 サーカディアンリズムと同調因子

地球上の生き物は、生まれながらに体内リズム、つまり体内時計の機能を備えています。その中で、ほぼ1日周期のメカニズムを「サーカディアンリズム」といい、昼間は覚醒し、夜は眠くなり睡眠をとるように、1日を調整してくれています。

地球の自転周期（つまり1日）は24時間ですが、人間のリズム周期は25時間と、外界と比べて1時間長いのです。そのため、日光や時計、一定の暗さがない状態で生活すると、起床時間や就寝時間が約1時間ずつ後ろにずれてしまいます。そこで、われわれの脳は身体の状態を外界のリズムに合わせるために、毎日、1時間早めてリセットしています。このリセットに必要な要素が下記の「同調因子」で、その中で最も大切なのが太陽の光です。同調因子を利用して、リセットしながら生活の工夫をしていきましょう。

・太陽の光（覚醒と催眠効果に関連するホルモンは光によって調整される）
・食事の習慣（ホルモンが効果的にかかわり、消化吸収が行われて各臓器に負担なく健康的な生活が維持できる）
・時計やテレビなど時刻のわかるもの
・運動の習慣
・規則的な社会生活

入学後、1年次の看護学の授業では「生体における日内リズム（サーカディアンリズム）」を知識として学びます。患者さんの援助だけでなく、みなさんの生活にも利用して「調整する力」をつけましょう。

2 パターン化により生活リズムを整える

毎日、同じパターンで過ごすのが理想的ですが、曜日によって、または時期によってスケジュールが変わることもあります。多少、不規則になっ

ても、ある程度パターン化することで、少しずつ生活を整えられます。休みの日に「寝だめ」して昼頃にやっと起きるよりも、平日より少し遅めになっても朝の光を浴びましょう。夜も、なるべく夜更かしせずに、ゆっくり睡眠をとりましょう。寝る前のスマホは、画面の光と情報内容で頭が冴えて睡眠につながりにくいことは広く知られていますよね。その習慣化は、生活パターンの乱れにもつながります。

　また、週末の勉強は時間とタイミングを決めて行うのがおすすめです。たとえば「土・日どちらかの午前中、あるいは夜に〇時間」と設定して、いろいろな時間で試してみます。いいタイミングが見つかったら、それをしばらく続けてみましょう。「やらなきゃ、やらなきゃ」と、ずっと気にしているよりも、区切りを決めたほうが、遊びもしっかり楽しめるようになるでしょうね。

a. 生活リズムを整えるメリット
- ・ホルモンバランスの安定：体調や気持ちが安定する
- ・代謝アップ：循環がよくなる
- ・朝の目覚めがよくなる：「やろう！」のスイッチが早めに入る
- ・便秘になりにくい：お腹の張りが改善し、肌の調子がよくなる
- ・免疫力がアップする：風邪など感染症にかかりにくくなる

b. 生活リズムを整える対策
- ・時間を知らせてくれるアプリやリマインダーを利用する
- ・朝は一定の時間に起床し、カーテンを開けて光を浴びる
- ・生活を見直し運動習慣をつける（ストレッチや早歩きも運動になる）

　これらの工夫をしても、睡眠に関連する体調変化があったり、気分の落ち込みがなかなか治らなかったり、またそのことで困っている場合は、教員や専門医に相談しましょう。

Lesson 18

マナーを身につける

1 マナーとは

そもそも「マナー」には、どのような意味があるのでしょうか。日本語では「礼儀作法」といわれますが、調べてみると、行儀や作法といった内容に加え、相手の立場を憂れる「心づかい」と書かれています。

一般には、礼儀にあたるのが「マナー」、作法にあたるのが「エチケット」です。社交上の心得で人間関係や社会的な秩序を保つために、相手に対して自分が取るべき態度や配慮をいいます。これらを身につけておくことは、他者とかかわり合いながら生活していくうえで、良好な関係性を築き、自分にとっても相手にとっても生きやすく、ストレスが少ない状況をつくることになります。

みなさんも幼い頃から、家庭や学校で、「あいさつをしましょう」「他人に迷惑をかけないようにしましょう」「お行儀よくしましょう」などと言われてきたのではないでしょうか。

2 看護学生にとってのマナー

看護学生は、学校内にいるときは、主に同級生や他学年の学生、教員とかかわります。臨地実習となれば、患者さんやご家族、病院・施設のスタッフなど多岐にわたります。そこで出会う人々と良好な関係を築くことで、多くの経験と学びが得られ、成長につながります。

また、看護学生が看護を学ぶ環境は、看護の対象者（患者さんや施設の利用者さん、ご家族など）の個人情報を取り扱いながら学ぶという特徴があります。このような環境で学ぶ看護学生は、一般的なマナーに加え、「医療者としてのマナー」を身につけておく必要があります。

1 教員とかかわる際のマナー

　慣れないうちは緊張するかもしれませんが、教員は日頃から、学生の成長を願い、学びやすい環境づくりを考えている人たちです。安心して声をかけましょう。あいさつに加えて、気をつけたいのが敬語です。普段から、自分より上の世代の人に対し、どのような言葉を使うとよいか考えておきましょう。社会人基礎力を身につける練習です！

　質問や相談があるときは、必ず事前にアポイントメントをとります。相手への配慮はどのような場面でも意識しましょう。自分の意思を、簡潔に、わかりやすく伝える練習も必要です。「結論が先、理由は後！」が基本です。緊張するときは、事前に要点をメモしておきましょう。

2 友人や同級生に対するマナー

　看護師を目指す仲間として、互いに切磋琢磨しながら学び合う同級生とは、特によい関係性を築きたいと思うのではないでしょうか。授業中や休み時間にも、笑顔で自分から話しかけることが、よい関係づくりの第一歩です。まずは、「おはよう」「さようなら、また明日」などのあいさつを大切にすると、その日一日がスムーズに進みやすくなります。また、「ありがとう」「ごめんなさい」といった、自分の意思や感情も丁寧に伝えましょう。

　あいさつは「自分から」が基本です。自らあいさつするから気持ちいいのであって、相手が返事を返すかどうかは重要ではありません。相手の返事を期待せず、あいさつが返ってきたら「ラッキー」と思うくらいでちょうどいいと考えてみましょう。忙しい看護学生の日々は、時に心の余裕を失わせることがあります。同じ看護を学ぶ仲間と、意見が合わないことがあっても、できるだけ笑顔でいることを心がけ、相手が傷つく言い方は避けてください。伝える必要があるときはアサーティブコミュニケーションを活用しましょう。

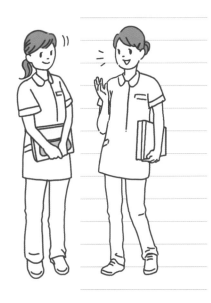

3　アサーティブコミュニケーション

　アサーティブコミュニケーションとは、自他ともに尊重した自己主張手法で、コミュニケーションをより円滑にするスキルのひとつです。自分の言いたいことを大切にして表現すると同時に、相手が伝えたいことも大切にして理解しようとすることです。「誠実」「率直」「対等」「自己責任」が

柱となったコミュニケーションで、これを心がけることで周囲の協力や理解を得やすくなります。

誠実	自分にも相手にも誠実にコミュニケーションをとる
率直	自分を主語にして相手にわかりやすく伝える
対等	相手が誰であろうと対等に向き合う
自己責任	言動の責任は自分で引き受ける

それでは「相手の間違いに気づいたとき」の伝え方を比べてみましょう。
①「〇〇〇が間違ってるよ。なんで間違ったの？」
②「〇〇〇のことなんだけど、このデータとずれがないか見比べてもらえない？　もしずれがあったら一緒に修正するから、一度見てほしい」

①の例のように感情が先行した発言は、発言の意図よりも感情のほうが強く相手に伝わってしまい、トラブルになりやすいのです。②の例のように、こちらの意思が相手に伝わりやすいよう工夫することです。

以下に、アサーティブコミュニケーションの実践においてポイントとなる事項をまとめます。

・否定的な感情が浮かんだら、会話をいったんやめる
・肯定的に表現する（努力によって身につきます）
・「私」を主語にする（「私はあなたに〇〇してほしい」「私は〇〇だと思う」などとすると、批判的な意味合いが薄くなります）
・タイミングに注意する（すぐに伝えることが常に最良の選択とは限りません）

すぐにはできなくても、普段から心がけていると、こうした態度が徐々に身につき、他者とのかかわりに自信がついてくるようになります。他人と過去は変えられませんが、自分から変わる姿勢を大切にしていきましょう。

SNS との付き合い方

　インスタグラムや TikTok、フェイスブック、ツイッターなど、年代を問わず SNS（ソーシャルネットワーキングサービス）の利用が一般的になっています。今の生活になくてはならないものでしょう。身近にいる人だけでなく、海外にいる人とも気軽にコミュニケーションをとれる時代です。しかし、使い方を間違えると自分や相手を苦しめることがあります。SNS 利用のメリット、デメリットを整理してみましょう。

〈メリット〉
・幅広い情報が得られる
・世界中の人とつながることができる
・友人や家族とのコミュニケーションを深められる

〈デメリット〉
・トラブルが発生しやすい
・ハマりすぎると生活に支障をきたす

　トラブルを回避するためには、以下のようなことに留意してください。

①自分にとって有益な情報を見るようにする
②他者の反応を気にしすぎない
③ SNS から離れる時間をつくる
④弱音や愚痴は SNS ではなく、自分だけのノートにこっそり書く
⑤大切なことは SNS ではなく、直接対話で伝える
⑥メッセージを送る時間に配慮する

　また、大切なことであればあるほど、直接会うか、電話で話すことが重要です。話の意図やニュアンスが伝わり、やりとりが正確でスムーズになりやすいからです。「よりよい関係性を築くこと」そのものが学びですが、それには「相手の状況をとらえ、自身の言動が相手にどのように影響するかを想像する」ことが必須となります。

就職活動について

1 活躍のステージはさまざま

　看護師の職場として、まず思い浮かぶのは病院かもしれません。たしかに、就業先のおよそ60％を占めるのが病院です（厚生労働省：令和2年行政報告例）。しかし、最近では高齢化社会に伴い、高齢者介護施設や訪問看護ステーションへの就職も増えていますし、保健所や企業の健康管理部門、児童福祉施設など、看護師の活躍の場は多岐にわたっています。ただし、訪問看護などは実務経験が活かされる場面が多いことから、採用において経験を必要とするケースが少なくありません。企業やテーマパークなど看護師が一人で担当するような仕事の場合も、経験による判断や的確な対応が求められることが多いようです。

　病院に就職すると、多様な患者さんがいますから、日々いろいろな対応をすることになります。その一つひとつの積み重ねが、かけがえのない経験知なのです。多くの先輩ナースが話すように、新人段階のさまざまな経験がみなさんの糧となり、将来の選択肢を増やしてくれることでしょう。

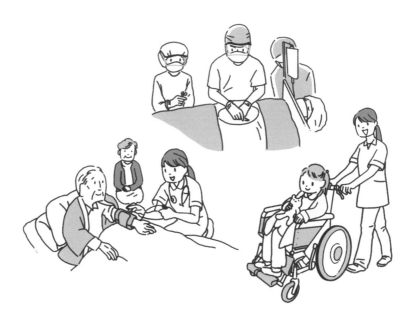

2 就職をめぐる動き

1 時代の変化

　ひと昔前（みなさんの親世代の頃）の採用試験では、新人看護師は、ほぼ希望の病院に入れたようです。つまり、「売り手市場」だったわけです。近年でも、看護師不足が報道されることがあるので「就職は簡単」と思われがちですが、雇用側は看護業務の安全性や仕事の継続性を重視するため、採用試験の結果、希望の就職先に採用されるとは限らない状況になってきています。

2 多様な就職先と進路

　看護師の就職先とキャリアアップの場について整理しておきます。

病院・診療所で働く	特定機能病院、地域医療支援病院、一般病院、診療所（クリニック・医院）など（さまざまな機能がある）
地域で働く	訪問看護ステーション、特別養護老人ホーム、介護老人保健施設、グループホーム、行政など
その他の場所で働く	学校（公立は養護教員の資格が必要）、保育所、病児保育室、企業など
進学	専門学校から大学への編入学、大学から大学院への進学、助産師・保健師課程への進学など（学校で学んだことや興味をもったことをさらに深め、学ぶ）

3 自分に合った職場選び

1 まずは自分を知ること

　就職活動に向け、自己分析や将来の目標設定をしましょう。目標設定とは、どんな領域に興味や関心があるかを絞ることです。たとえば、実習での体験から「がん看護」に興味をもった場合、がん看護に力を入れている病院を選んだり、もっと先の将来に「がん看護専門看護師」に挑戦したりすることが考えられます。

　就職活動では採用面接もあり、その職場を選んだ動機や、将来の展望（キャリアプラン）について聞かれます。採用側が特に注目するのは「看護に対する思いや考え方」ですから、しっかりと自分の言葉で説明することが大切です。あなたの「本気度」を見せてください。

2 職場選びのポイント

　たとえば病院を就職先と考えたとき、大きな有名病院が、必ずしも働き

やすく活躍しやすい職場であるとは限りません。知名度や規模といった限られた情報で選ぶのではなく、病院見学やインターンシップに参加し、病院や看護部の考え方、雰囲気、先輩からの情報などを集めましょう。自分自身と照らし合わせて、よく考え、周りに相談しながら進めていくことが大切です。

「新人時代をどう過ごすか」は、その後の成長を左右することですから、十分に考える時間をもちましょう。以下にポイントをまとめます。

・病院の大きさやネームバリューよりも、「自身がそこで頑張れるか」「自分の思考と行動のペースで対応できそうか」で判断する
・自分が目指す看護と就職先がマッチしているかで判断する（価値観の異なる職場で仕事を続けるのは難しい）

4　就職活動はいつから始める？

　早いうちから考えることは大切ですが、焦るのは禁物です。看護の授業や実習などから、自分の成長、傾向、強み・弱み（課題）などが少しずつわかってきますから、そのプロセスに沿って自身に合った就職先を選びましょう。

　ここでは3年課程を例に考えてみます。2年次の夏休み頃から、病院合同就職説明会やインターンシップへの参加などを通して、就職について少しずつ資料や情報を集め始めるのがよいでしょう。そのときどきに浮かんでくる就職についての迷いや不安は、教員に相談をしましょう。多くの情報をもって対応してくれるはずです。

■就職活動のイメージ

1年次 視野を広げる						2年次 進路を絞る							3年次 実習と国試に備える										
4	…	12	1	…	3	4	…	8	…	12	1	…	3	4	5	…	7	…	9	10	…	12	1	2	3
目標設定 就活方法の理解						合同説明会やインターンシップへの参加																			
								就職先の情報収集・選定																	
													応募書類の提出 採用試験												
																		内定							国試

① 1年次は視野を広げる

・将来、希望する就職先から選んでもらえるように、勉強を頑張る
・授業を通して「看護の活躍の場」を知り、就職先について視野を広げる
・実家が離れている人は、Uターンも視野に入れ、卒業後のことを少しずつイメージしておく
・自分のことを知り、なりたい自分を描いてみる

② 2年次は進路を絞る

　学生の多くは、専門領域の学習や実習が進むうちに、「卒業後にどんな職場やどんな領域で働きたいか」の絞り込みができてくるようです。絞り込む前でも情報収集はできるので、2年次の夏休みを活用するとよいでしょう。1年次よりも詳しい条件で情報収集ができます。2年次の12月頃からは本格的な情報収集を行います。冬休みや春休みなどを利用し、意中の病院の見学やインターシップに参加して、現場を直接みる機会をつくりましょう。

③ 3年次は実習と国試対策を念頭に動く

　採用の選考が始まるのは、早いところではみなさんが最高学年になった4月頃からです。実習と看護師国家試験に備えるためには、就職活動を終えるのは、3年次の9月から10月頃と考えておくのがベストでしょう。さらに近年では、採用時期が5～7月へと早まっている状況があるようです。

④ 就職には成績も反映される

　採用面接は重要な判断材料ですが、面接と同じくらいに「成績」が注目されます。採用試験では、多くの場合、在学中の成績証明書を求められます。「患者さんに安全・安心を提供できるだけの力があるかどうか」を判断する情報として、重要なものです。成績は、学内の授業科目だけでなく実習科目も含まれます。実習の成績は、実践力を判断する有用な情報として用いられるので、1年次から学内授業・臨地実習とも頑張りましょう。

5　就職活動における留意点

① いくつもの落とし穴

　実習期間中の履歴書作成や説明会への参加は、時間管理がとても難しいものです。「人生を決める」というには大げさですが、就職は大切な選択

ですから、ストレスがかかりやすくなります。早めに計画を立てて、余裕をもって活動しましょう。魅力があり、就職したいと考える職場が複数ある場合、「本命」「第二希望」と、優先順を決めて臨むことです。複数の採用試験を受ける際には一つひとつの選考対策に十分な力を注ぎにくくなり、自己PRに矛盾が出てきたり、スケジュール管理に無理が生じたりしかねません。単願と併願のメリット、デメリットをよく考えて臨みましょう。「数多く受験すれば大丈夫」ということはありません。

情報を集めて就職活動をし、内定をもらったのに、実習が進むうちに新たな分野に興味が湧いてきて、ほかの職場に希望が変わることがあるかもしれません。内定の辞退は避けたいところですが、もしそのような状況になった場合、早めに就職担当の教員に相談しましょう。「内定をもらった職場にいったん就職してから新たな分野に進む」「内定の辞退を先方に早めに申し出て、新たな就職先を探す」などの選択肢があります。採用先も人員確保が必要なので、辞退の申し出においては、早めに意思表示をするなど、社会的なルールに沿って誠意が伝わるようにしましょう。

② 内定（採用・合格）がもらえなかったら？

ここは前向きに「ご縁がなかった」と考え、気持ちをリセットしましょう。先述したように、最近では希望した職場へ就職できないこともありますので、ほかの職場をリストアップしておくことです。また、「なぜ採用をいただけなかったのか」と自己分析することを忘れてはいけません。分析によって課題をクリアすることで、次の試験はよりよい状態で受けることができます。ここでも、経験を活かして自分を成長させましょう。

学生生活を乗り切るためのちょっとしたアドバイス

看護師の役割は、人間の健康を維持・増進するために、その人の日常生活を援助することですから、「人間の生活」を理解して、必要なサポートができなければなりません。高校までの生活の中で掃除や洗濯などの家事を手伝う経験が少なかった場合、「人間の生活」を支援する看護がイメージしにくく、学習の理解や援助技術の習得に時間を要することがあります。技術に関しては練習を重ねることで習得できるので、入学後にしっかり練習していきましょう。また、入学前に家事をしたり、看護援助の技術について調べたりすることもよいと思います。

グループワークでは、メンバーの性格の違いや個性の違いが大きく影響してくると思いますが、学習に必要なかかわりは積極的に行いましょう。それができないと「協力しない人」と認識されてしまい、孤立する可能性があります。

看護の援助技術を習得するための演習も、グループ学習が多いのですが、「体温測定」「血圧測定」「注射」などの技術では、男女混合となる場合が多いと思います。一方、身体をタオルで拭く「清拭」や、「排泄」に関する技術などは、同性でのグループが多いと思います。看護師になった際は、性別に関係なく援助を提供していくことは理解しておいてください。

看護の援助技術では丁寧さを求められます。普段の生活であまり意識しない動作や態度に気を配る必要もあります。実践では、つい普段の行動が出やすくなるので、日常的に丁寧さを意識して行動しておくといいですよ。

友人づくりに関しては、いろいろな人とコミュニケーションをとり、自分と気が合う相手を見つけることが大切です。「看護師になる」という同じ目標に向かっている仲間なので、勉強を教え合うことや、学校生活での楽しみなどを共有していくうちに、自然と仲良くなれるでしょう。コミュニケーションにおいては、相手を知ろうとするだけではなく、自己開示が必要になります。「自分はこういう人です」ということも相手に伝えながら、お互いを知っていきましょう。また、苦手だと感じる人と無理に合わせる必要はありませんが、学習に影響することもあるので、その部分は割り切って付き合いましょう。

入学によって環境が大きく変化し、戸惑うことが多いかもしれませんが、一番大切なことは、自分が看護師を目指した理由を忘れないことです。どの職業でも、自分を成長させるためには必ず困難な場面にぶつかります。それを乗り越えることで「理想とする自分」に近づけると考えて、努力しながら一歩ずつ進んでいきましょう。

Chapter

4

✳

看護学生の
「対人関係/人間関係」
について

ここでは、学生生活を送る中で
密接にかかわる人々との関係性についてまとめました。
適切な距離感とマナーを踏まえて
お互いに気持ちよく過ごせるようにしましょう。

Lesson

20

同級生との関係

看護学校へ入学する人たちの背景は、高校からの進学、看護以外の大学の学部からの編入学、介護の仕事の経験者、全く関連のない会社で働いてから入学……と多様ですが、そこで出会う同級生は「看護師」という職業を目指す仲間です。ここでは、同じ目標に向かう人たちの関係性についてご紹介します。

1 同じ目標に向かう集団

「看護師の資格取得」という明確な目的があって入学していますので、とにかく学生同士で話は通じやすいようです。また、同じカリキュラムで学んでいるので、技術を習得した感覚や、勉強でつまずきやすい時期も共通することが多いでしょう。グループでひとつのものを仕上げるワークも多くあるため、徐々に協力体制が整っていきます。

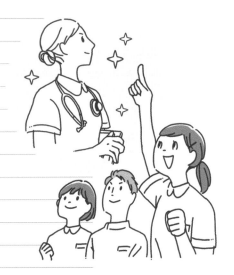

ある卒業生は、「数年間、グループワークを繰り返していると、お互いに"支えられ、支えている"と意識することが増えて、ただの友達とは違った仲間意識が生まれていましたね」と話していました。

卒業間近に受ける国家試験は「同じ目標に向かう」という点で、仲間意識がより強固になる機会のようです。それまでの課題追究より高い、「みんなで合格！」という目標を新たに掲げて、仕上げのときを迎えます。

2 知識・技術を高め合う集団

個々の成長の差は当然ありますが、お互いの力を高め「成長する集団」としても期待されています。競技にたとえるならば、個人戦よりも団体戦

としてのメンバーシップが、就職先の組織から求められるということです。卒業後に働く現場では、そのときどきの状況に応じて、シフトや担当が調整されることが日常的にあります。そんな将来を見据えて、看護学校では、学生個々はもとより、学生同士がお互いに力を高め切磋琢磨し合えるように、教員が介入していることでしょう。

　お互いを気にかけて意思疎通できれば、全体の状況に気づきやすくなります。学生同士が課題を伝えアドバイスし合うことによって、集団の力がつきます。将来、組織の看護の質をよりよくするための、大切なトレーニングの場としても、学校生活には意味があります。

3　同級生との付き合い方

　苦楽をともにしながら学生生活を送ることから、同級生（同期）とは卒業後にも連絡を取り合っていることが多いようです。また、時には一緒に食事をしたり旅行に出かけたりしながら、つながりを持ち続け、かけがえのない一生の友人になっていることもあります。

　入学後の同級生との関係については、すぐに意気投合して何でも話せる間柄になる場合もあれば、なかなかそこまでの関係にならないこともあるでしょう。そんな場合でも、焦る必要はありません。グループワークを繰り返し、気が合うところを発見する機会はいくらでもあります。入学時には全く意識していなかった人と、卒業までに親友と呼べる関係に発展するケースもたくさん見てきました。

　そして、将来看護師として働く現場では、さまざまなタイプの人たちで協力して患者さんを支え、業務を進めることになります。そう考えると、多少気が合わなかったとしても、協力して物事に取り組めることはとても大事なことです。「ビジネスライク（仕事上の処理と割り切り、私情を挟まずに能率重視で事に当たるさま）」という言葉があるように、時には同級生に対する視点を変えて、折り合いをつけるのもひとつの考え方としておすすめします。

　その場合にも、大切にしてほしいのは「相手への感謝、労い」と、困っているときには手を差し伸べ、お互いに助け合おうとする姿勢です。それを繰り返すことは、みなさんの関係づくりの力を伸ばすことの助けにもなります。

Lesson **20**

4 先輩・後輩として

　看護学校のカリキュラムの経験者が存在していることは頼もしいものです。後輩は、そんな先輩の存在がとても気になるようで、特に技術試験や臨地実習が始まる頃には「先輩はどう対応していたのだろう」と思い、聞いてみたい気持ちが湧き上がってくるようです。みなさんが入学後にそのような思いになったときには、ぜひ、先輩に声をかけて相談してみてください。ひとりでは声をかけにくい場合は、数人でアプローチしてみましょう。きっと、先輩は、経験者としてのアドバイスをしてくれることでしょう。

　そして、みなさんが先輩になったときには、後輩の不安そうな様子に気づいたら声をかけてあげてください。時間割を見ると「今日は技術試験がある」「臨地実習がいよいよ始まるんだ」ということもわかります。こうした先輩・後輩のかかわりの繰り返しが、学校全体で、異学年同士が成長し合う文化をつくっていくことにつながります。

教員との関係

1　自分から発信してかかわる

　高校までの教員とのかかわりと、看護学校に入学してからの教員とのかかわりは、どのように変化するでしょうか？　大きな違いは、これからは、学生のみなさんが自ら主体的にかかわる必要があるということです。高校までは、生徒に対して比較的こまやかに担任の目が届く状況があります。一方、高等教育機関では、一人の教員に対する学生数が増え、担任制度がないこともあります。学生のほうから発信して教員に近づいていかないと、関係性をつくっていくことが難しいのです。疑問が生じたり、困ったことが起きたりしたときは、自ら教員に声をかけましょう。

　いきなり教員に声をかけるのは勇気がいるかもしれませんが、教員は学生から声をかけられること自体に慣れていますし、それを受け止めるのは当然のことと思っています。また、学生から声をかけられること自体が嬉しいことでもあります。遠慮しないでください。まずは、自分が勉強面で疑問に思ったり困ったりしていることを、その分野の教員に質問してみましょう。相談する教員は内容によって違っても構いません。また、学校によって担任制度やアドバイザー制度を取っている場合には、生活面での相談をもちかけてもいいでしょう。相談できる相手が一人でもいると心強いので、話しやすい教員を見つけましょう。

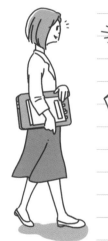
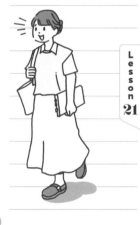

　どうしても教員に直接話しかけにくいという人は、メールを使用してもいいと思います。メールの書き方のルール（①件名は簡潔にわかりやすく記入する、②本文に教員の名前を書く、③自分の所属と名前を書く、④用件は簡潔に伝える、⑤最後のあいさつ、⑥署名を入れるなど）を守って、送信しましょう。

2 教員は看護師の大先輩

1 相談してみよう

　看護学生として過ごすうちに、さまざまな悩みが生じると思いますが、一人で抱え込まないようにしてください。初めての経験から生まれる「新しい課題」は、一人で解決するのが難しいこともあります。悩んだときには、教員の存在を思い出してください。教員はみなさんが目指す看護師の大先輩でもあり、時代は違ってもみなさんと同様に看護学生時代を過ごして、今、みなさんとともにいる存在です。

　たとえば、日常的には、難しくて工夫してもうまくいかない技術練習、試験のこと、勉強の仕方など学習に関すること、同級生との関係性、健康に関することなどがあるかもしれません。また、臨地実習では、学習に関することはもちろん、患者さんや実習指導者との関係性について悩むことがあるかもしれません。みなさんの状況に合わせて、多岐にわたってアドバイスしてもらえるはずですので、一歩踏み出して相談してみましょう。

2 臨地実習では行動を真似してみよう

　看護師のロールモデルとしての見方も有効です。特に、臨地実習時には教員の患者さんへのかかわりをよく見てみましょう。教員は看護師の経験があるので、学生が受け持つ初めての患者さんには、患者さんと学生が双方で安心できるような介入をします。患者さんの苦痛を察したときには、教員は声をかけながら寄り添う行動をとっています。そんな様子をみなさんが読み取って、自分も真似してやってみる。こんな風に自分の力に加えてみることも、ぜひやっていただきたいものです。

3 就職後の関係づくりをシミュレーションする

　高校までと同様、教員にもさまざまなタイプがいます。普段の様子、アドバイスの仕方、注意の仕方などに、自分と合う、合わないを感じることがあるかもしれません。それでも、「あいさつ、礼節、ルールを守る」ことは忘れないでください。教員を、将来の職場で一緒に働くメンバーとしてシミュレーションすることで、関係づくりにも活かすことができます。

　教員は指導をしたあと、みなさんが改善につながる行動をしているのか、その過程を見守っています。うまくいかないときは、また相談してみてください。その先の改善策を一緒に考えてくれることでしょう。そして、教

員はみなさんが自分と同じ看護師になっていく姿を楽しみにしながら日々かかわっています。看護学校の教員が一般の大学の教員と大きく違う点は、看護師という職業を目指すうえでの先輩であることです。時には、教員が看護師として勤務していたときの話を聞いてみてください。具体的な経験そのものが興味深く、その内容を聞くことでみなさんのモチベーションが上がるかもしれません。

Column

看護学生のメンタルヘルスケア

看護師を目指して忙しい日々を送る看護学生は、どのようなストレスや悩みを抱えているのでしょうか。過去のデータでは、次のようなことがわかっています。

「毎日の講義が難しくて、ついていけない」
「実習での勉強量が多くて睡眠時間が確保できない」
「勉強とアルバイトの両立が大変」
「クラスやグループでの人間関係が難しい」
「看護師国家試験に合格できるか不安」
「看護師としてやっていけるか不安」等

講義や実習における学習面でのつらさを感じる人が多いといわれていますが、人間関係や将来への不安など、誰もがさまざまなストレスや悩みを抱えることがあります。

ストレスや悩みを抱えやすい人には、次のような傾向があるようです。

・競争心が強く完璧主義の人
・短気な人
・自分のペースでこなしたい人
・真面目で気配りができる人
・がまん強く周囲に気持ちを言わない人

イライラが続く、いつも焦っていて落ち着かない、眠れない、やる気が出ない、ミスが重なる、体調を崩すなどの状態は、「こころのレスキューサイン」です。次のように対処してみましょう。

・ストレスの要因に早めに対応する
・思い切ってゆっくり休息をとる
・質のよい睡眠をとる
・人と比べるのをやめる
・外へ出て気分転換をする
・好きな趣味などに没頭する
・深呼吸などの呼吸法やストレッチで、自律神経を整え、心身を緩める
・なるようになると割り切って考える
・本音で話せる人に話してみる

ストレスや悩みは、私たちが生活していくうえで常にそばにありますが、そのときの環境や心身の状態によって、負担の感じ方が違ってくるのです。

また、ストレスや悩みはマイナスととらえがちですが、成長のためには必要なものです。「私はこうなりたい」と思うからこそ、目の前に課題として現れてきます。それに向き合い、乗り越えるために考え、行動することが重要ではないでしょうか。

ストレスや悩みによって自分と向き合うと、苦しくなることもあるでしょう。そんなときは、自分の「レスキューサイン」に気づいて、早めに対処できるといいですね。一人で解決するのが難しいときは、学校のカウンセリングルームや、公的な相談窓口（電話・SNS相談等）を利用するのもよいでしょう。

患者さんとの関係

1　患者さんって、どんな人？

　ここでは、みなさんが実習でかかわる患者さんのイメージをもてるように説明します。患者さんは、実際にケガや病気があり、病院やさまざまな場で療養生活を送る必要のある人です。担当する患者さんがどのような状態であるかは、どこに実習に行くのかによっても変わります。実習では、年代や重症度などが異なる患者さんを幅広く担当させていただくと思いますが、現在の社会背景から、病院の入院患者は高齢者が多いという特徴があります。

　また、人間はそれぞれ個性のある存在ですから、実際にお会いしてみなければわからない部分が多くあります。それでも、高齢の方を担当させていただく可能性が高いので、その方が自分と同じくらいの年齢のときは、どのような生活を送っていたのかを考えたりすると、コミュニケーションをとりやすいかもしれませんね。そして、そのような時代を生きてきた人なのだと、理解することにもつながると思います。

　みなさんが担当する患者さんは、「看護学生が実習で担当する」ということを承諾されている方たちです。自分がケガや病気でつらい状況であっても、学習中の看護学生を受け入れてくれる気持ちをもった方ばかりですから、学生を応援してくださる人が多いのです。しかし、実際に健康が障害されている状況なので、それを踏まえて行動しなければ、拒絶されてしまう可能性もあります。その配慮を忘れないようにしましょう。

2　どんな関係を築いたらいい？

1 看護師としての信頼関係とは

　患者さんとの関係性で大切なのは、信頼関係を築くことです。信頼関係がなければ、患者さんが本当に望んでいることが理解できず、適切な看護援助を考えることができません。患者さんからすれば、学生が来ること自

体を苦痛に感じてしまう可能性もあります。

　まずは、患者さんが「話したい」と思えるような関係性を考えてみましょう。ただし、単なる話し相手と認識されてしまうのも困ります。看護師として信頼関係を築くということは、ただの「話し相手」ではなく、「自分の身体の状態や人生について話してもいいと思える相手」になることです。そのような関係が築けると、患者さんが今つらい部分や、サポートしてほしいと思っていることなどを知ることができ、そこから必要な看護援助を考えることにつなげられるでしょう。患者さんに必要な看護援助を実施することができれば、さらによい関係を築くことになり、よりよい看護援助につながっていきます。

❷ 思いやりの姿勢をもつ

　患者さんの中には、会話をすることが困難な状態の人や、健康障害が大きく会話が苦痛となる状態の人もいます。そのため、自分が普段行っている友人との会話のようなものを想像していると、全く違う状況に困惑するかもしれません。患者さんとの会話では、笑顔どころか、返事がないこともよくあります。しかし、それは患者さんの状態や状況を考えれば、理解できるでしょう。そうして目の前の患者さんを思いやる姿勢は伝わるものです。一つひとつのかかわりを大事にして信頼関係を築いていきましょう。

3　どうやってかかわる？

❶ 敬語を使い、丁寧に接する

　患者さんとかかわるときに、敬語を使用するのは当然です。さらに、丁寧に接すること、真摯に向き合い相手の思いをくみ取る努力をすることを心がけてください。患者さんは、看護師をはじめ、いろいろな人をしっかり見ています。思うところがあっても、それをはっきりと相手に伝えることは少ないですが、丁寧さがない人のことは、表面には出しませんが信頼しておらず、「能力が高くない人」と認識していたりします。そのようなことにならないためにも、基本的な言葉遣いや態度には気をつけなければなりません。

❷ コミュニケーションのポイント

　一般的に、患者さんは、常にストレスを抱えています。身体に苦痛を感じていたり、家族の心配や今後の不安などがあったりして、物言いが強くなることもあるでしょう。そのようなときは、みなさんがストレスを感じ

る可能性があります。しかし、患者さんの前で、自分の否定的な感情を表出してはいけません。その時点で信頼関係を築くことができなくなってしまいます。

どんな場面でも、患者さんの表現そのものではなく、その裏にある思いに着目しましょう。なぜそのように表現したのかを理解できると、よい関係を築くことにつながっていきます。一方、自分のストレスを抱えたままにするのもよくないので、気分転換や、ストレス発散の方法を見つけておくといいですよ。

また、看護学生は、患者さんを知ろうとすることで頭がいっぱいで、質問攻めにしてしまうことが多いようです。これは望ましいコミュニケーションではありません。質問するだけでなく、自分自身のことや患者さんとの共通点も伝えてみましょう。お互いを知ることで関係性が深まり、聞きにくい内容を患者さん自ら話してくれたりもします。逆に、自分の話ばかりするのもよくないので、患者さんの話をしっかり聞くことを忘れずに、積極的にコミュニケーションをとっていきましょう。

実習で担当させていただく患者さんは、小児から高齢者まで幅広い人たちです。さまざまな個性があるので、相手に合わせた方法でコミュニケーションをとる努力を忘れないようにしましょう。

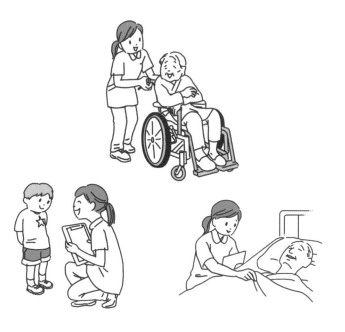

実習指導者との関係

1 実習指導者って、どんな人？

1 患者さんを大切に思う、看護師の先輩

　実習先には、その場所で看護師として勤務しながら、中心になって学生指導を担当する実習指導者がいます。看護師として、たくさんの経験を積んできた先輩です。それまでの学習や経験を活かして、学生が実習で多くの学びを得られるようにサポートしてくれます。また、みなさんと同じように患者さんを大切に思っている人であり、患者さんを護るために必要な知識や考え方、看護技術を、学生にも身につけてほしいと考えています。

　実習指導者の多くは、自身の看護の経験に加えて、「指導者研修」を受けています。つまり、未来の看護師（みなさん）を育成するために自分自身の知識や技術を向上させてきている人といえます。そして、学生が立派な看護師へと成長して、同じ看護師の仲間になってくれることを願っています。看護師になろうという人で頑張らない人はいないと思いますが、一生懸命努力している人に協力したいと思っていることが多いのです。逆に、もっと努力が必要だと思えば、厳しいアドバイスをすることもあります。適切な看護を実施しなければ、患者さんの健康回復につながらないだけではなく、悪化させてしまう可能性があるためです。

2 看護実践を行いながら、学生を指導してくれる

　実習指導者は、看護師として日々、患者さんに必要な看護を行いながら、学生に看護を教える時間を作ってくれています。ほかの看護師が協力してくれることもありますが、通常の看護業務を行いながら学生のサポートをするので、ゆとりをもって指導することは難しいと思います。

　このような状況ですから、指導を受ける学生のほうも、精一杯頑張らなければならない場面が多くなると思います。お互いゆとりがない中でも、学生から積極的にかかわって学ぶ姿勢を見せていると、実習がスムーズに進み、多くの学びを得ることができると思います。

2 どんな関係を築いたらいい?

❶ 疑問だけでなく理解できたことも伝える

　実習指導者の個性はさまざまです。実習で初めて出会うわけですから、まずはお互いを理解できるよう、しっかりコミュニケーションをとりましょう。

　また、実習期間に疑問を解決して多くの学びを得られるように、「指導やアドバイスをくれる人」と「積極的に学習する人」という関係性を築いていきます。そのためには、疑問に思ったことを聞いたり質問したりするだけでなく、自分が何をどこまで理解しているかということも、伝えられるといいですね。理解できている部分を学生自身が伝えることで、理解できていない部分が明確になります。実習指導者は、知識の補強が必要な部分や、思考を深めたほうがよい部分を指導しやすくなるので、学生にとっては自分の成長につながります。

❷ 看護師の思考を理解する

　実習では、臨床の看護師が患者さんに対して、何を考えて観察し、どのような思考で看護援助を導き出しているのかを理解することが重要になります。そのため、看護師の考えをより多く知ることができるような関係性を築いていくことも大切です。たとえば、「自分はこのように考えたが、実習指導者はその部分について、何をどのように考えたのだろうか」と疑問をもちながら質問してみましょう。看護師の思考を理解していく手がかりになります。

　また、みなさんは実習ごとに、さまざまな実習指導者とかかわることになります。自分の理想とする看護師との出会いがあれば、そこに近づくためにどんな学習や経験が必要なのかを考える機会となり、これから努力するべきポイントが明確になると思います。

3 自分はどう行動する?

❶ 身だしなみを整えて、言葉遣いは丁寧に

　実習という環境は、ただでさえ緊張します。そのような場面で身だしなみについて注意されると、集中力が失われて、本来の実力を発揮できなくなる可能性があります。身だしなみが整っていなければ、患者さんのケアをさせてもらうこともできませんので、自信をもって患者さんの前に立て

るよう準備しましょう。また、**看護師は多くの人と直接的にかかわる仕事**です。悪い印象を与えることがないように、話す相手にふさわしい言葉遣いができることも求められます。

　感謝の言葉や謝罪の言葉を丁寧に伝えることも大切です。何でも謝ればいいということではなく、至らなかった部分を理解して、それに対する自分の思いを伝えましょう。完璧な人間はいませんし、みなさんは学習の途上にあるので不十分な面があって当然です。**不足部分を認め、それを補うために努力して成長していく**ことが大切です。

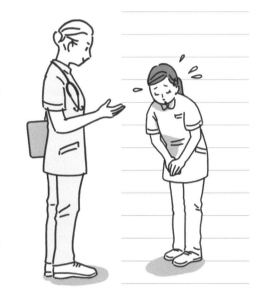

② 自分の考えをわかりやすく明確に伝える

　看護の現場では、正確な情報伝達ができなければ、患者さんに悪影響を及ぼす可能性があります。また、看護師が行う業務内容はとても多く、時間的な余裕もありません。そのような状況であっても、**自分の意見を簡潔に、明確に、相手へ伝える力**を身につけていく必要があります。

　実習指導者はもちろん、基本的にはどんな相手に対しても、自分の考えの要点をハキハキと明確に、相手に伝わる声量で簡潔に伝えましょう。また、5W1H（誰が・何を・なぜ・いつ・どこで・どのように）も意識するといいですね。

③ 相手の状況を気にかけて行動する

　実習指導者は臨床の看護師ですから、自分の担当患者がいますし、ナースコールがあれば担当外の患者さんのケアも行います。臨床は常に動いており、**実習指導者が学生の発言をじっと待っているという状況はない**と考えたほうがよいでしょう。そのような中、自分の考えや相談したい内容を伝えるには、相手が今どのような状況にあるのかを気にかける必要があります。

　まずは「今、○○について伺ってもよろしいですか？」と声をかけます。伝えたい内容を簡潔に述べることで、実習指導者は、学生の話と、これから実施しようとしていることの優先順位をつけることができます。患者さんへの対応などで、緊急度が高い場合もありますので、相手が忙しそうだ

からといつまでも待っていたり、自分で判断したりせず、勇気をもって相談することが必要です。

4 自分で考えて積極的に行動する

　実習は、講義で学んだ知識や演習で学んだ技術を活用して看護を実践する場です。そのため、自分で考えて主体的に行動することが求められます。また、自分の考え方が正しいのか、不足がないかを確認しながら、現場の看護師の考え方を学んでいく場でもありますので、積極的に行動していかなければ、学びの少ない実習になってしまいます。実習指導者へ自ら声をかけて、ひとつでも多くの知識や考え方を吸収し、自分の看護に活かしていきましょう。そのような行動によって、実習指導者にも学生の意欲が伝わり、さらに熱心に指導してくれるはずです。

5 正直であることを心がける

　これは、患者さんの安全を守りながら看護を実施していくためにとても重要です。自分が理解できている部分とわからない部分を明確に伝えたり、できていないことや忘れていたことなど、言いにくいこともしっかり伝えたりできなければ、結果的に患者さんに負担や迷惑をかけてしまいます。また、正直に伝えられない学生だと思われてしまうと、実習指導者との信頼関係が失われます。

　患者さんとのかかわりの中で、間違いや失敗があるかもしれません。これは、誰でも言い出しにくいことです。しかし、そこでごまかそうとすると、事実が把握できず、患者さんの負担が大きくなったり、関係性が悪化したりします。本当のことを素早く正直に伝えられれば、実習指導者のフォローによって患者さんを守れる可能性があるのです。

　信頼を失うと、その後どんなに頑張って学習してきても、本当に理解しているのか疑問をもたれ、看護援助を実施させてもらえなかったり、担当から外されてしまう可能性もあります。看護を学んでいくうえで「正直に事実を伝えること」は絶対に欠かせません。必ず守って行動しましょう。

社会人経験のある学生のみなさんへ

仕事で会議などを経験してきた人なら、グループワークで積極的な発言の少ない学生に声をかけ、話し合いに巻き込んでください。話しやすい雰囲気があることは有意義な関係性をつくるうえでの基本です。相互作用によってグループやクラス全体の成長につながっていきます。

社会人経験は、タイムマネジメントにも活かせる部分があると思います。看護学生としての時間は有限なので、自分なりに日々、タイムスケジュールを立てながら学習を進めていけるといいですね。

このように、学生生活では、それまでの社会人経験を活かせる場面もたくさんあると思います。一方で、それらはいったん横において、フラットな状態で看護師を目指す気持ちも大切にしてほしいと思います。看護師としての思考や行動、能力や態度を習得するのは、現役生も社会人経験者も変わりないからです。

家庭生活や子育てと両立しながら看護学校に通う人もいるでしょう。授業や課題、実習や国家試験勉強などに取り組む際に、家事や育児をこれまで通りにやろうとすると早々に無理が生じます。自分にできることとできないことがあると認め、協力してくれる家族や友人がいれば、遠慮なくサポートを求めましょう。

たとえば育児中で、「これだけは譲れない」というこだわりがあってもよいのですが、その線引きを、状況に合わせて柔軟に調節できると、精神的・身体的な負担が少なくなるでしょう。

子どもが起きている間は子どもとの時間を優先して、早めに寝かしつけた後で勉強するという学生もいます。逆に子どもと一緒に早く就寝し、朝早く起床して学習時間を確保している人もいます。自分の時間がなかなか取れない分、限られた時間に集中して学習している人もいます。授業が早く終わる日は、教室やカフェ、ファミリーレストランなどで勉強してから帰宅するのもおすすめです。

勉強時間を、一人で過ごせる貴重な時間と考えて過ごすのもリフレッシュできるようです。自分なりの両立方法を見つけられるといいですね。

それでも、久しぶりの学生生活で悩むことがあると思います。そんなときは抱え込まずに、教員に相談してください。仕事と家庭生活・子育てを両立中の教員や、看護以外の社会人経験をもつ教員から、よいアドバイスがもらえると思います。

┆ 執筆代表プロフィール ┆

片野裕美

東京警察病院看護専門学校、日本女子大学人間社会学部教育学科を卒業。東京警察病院勤務後、教員養成講習を修了し同病院看護専門学校へ異動。その後、大学と専門学校で非常勤講師として勤務する。幹部看護教員養成課程（旧厚生労働省看護研修研究センター）を修了後、東京警察病院看護専門学校の副校長を約12年間務める。2023年より日本看護学校協議会共済会理事に就任。

看護学生の勉強と生活まるごとナビ
自律的に過ごすための23のレッスン

2023 年 9 月 5 日　　　第 1 版第 1 刷発行　　　　　　　　　〈検印省略〉

執筆代表　片野裕美

発　行　株式会社 日本看護協会出版会
　　　　〒 150-0001 東京都渋谷区神宮前 5-8-2 日本看護協会ビル 4 階
　　　　〈注文・問合せ / 書店窓口〉TEL 0436-23-3271　FAX 0436-23-3272
　　　　〈編集〉TEL 03-5319-7171
　　　　〈ウェブサイト〉https://www.jnapc.co.jp

装　丁　齋藤久美子

イラスト　大野智湖

印　刷　三報社印刷株式会社

●日本看護協会出版会
メールインフォメーション会員募集
新刊、オンライン研修などの最新情報や、好評書籍の
プレゼント情報をいち早くメールでお届けします。